老中医施

癌症防治220题

施仁潮 施 文◎著

中国健康传媒集团
中国医药科技出版社

内容提要

本书围绕脑癌、鼻咽癌、甲状腺癌、肺癌、食管癌、胃癌、肝癌、大肠癌、肾癌、膀胱癌、前列腺癌、乳腺癌、宫颈癌、恶性淋巴瘤、白血病等，介绍其早期症状，警示吸烟、饮酒、不当烹饪，以及环境污染等致癌因素；强调放松精神，合理选用饮食物；列举包括癌前病变、癌症术后、癌症放化疗在内的菜肴药膳、方药应用。全书220余个知识点，多为作者临证心得，有较高的实用价值。本书适宜于各级中医、中西医结合工作者阅读，也可供中医爱好者参考。

图书在版编目（CIP）数据

老中医施癌症防治220题 / 施仁潮，施文著.

北京：中国医药科技出版社，2025.3. -- ISBN 978-7-5214-5147-4

Ⅰ.R73-44

中国国家版本馆CIP数据核字第20259N6339号

美术编辑　陈君杞
版式设计　南博文化

出版　**中国健康传媒集团** | 中国医药科技出版社
地址　北京市海淀区文慧园北路甲22号
邮编　100082
电话　发行：010-62227427　邮购：010-62236938
网址　www.cmstp.com
规格　710×1000mm $^1/_{16}$
印张　14 $^1/_2$
字数　242千字
版次　2025年3月第1版
印次　2025年3月第1次印刷
印刷　北京侨友印刷有限公司
经销　全国各地新华书店
书号　ISBN 978-7-5214-5147-4
定价　**49.00元**

获取新书信息、投稿、为图书纠错，请扫码联系我们。

认识施仁潮主任，是在1997年的春天。当时因刚刚研制成功一款灵芝孢子粉类产品，药理药效试验已经完成，我去浙江省中医药研究院联系临床研究，恰逢施主任在，我们就聊了起来。

这一聊就是20多年。

施仁潮主任长年从事中医临床、科研、成果推广工作，浸淫岐黄之术四十余年。朱丹溪、王肯堂、王孟英、张山雷医学研究，《医方类聚》整理校点，功在千秋；《药食同源》《补品经典》《补药吃对才健康》等书的编写，造福百姓。做学术，搞科普，传播中医知识，让大众感悟中医，享受中医，功德无量。学术成果、医学著作、科普文集彰显大才。

施主任率真为人，倾心做事，敏于言又捷于行，学于古而不泥于古，诊治示术精，著作吐精髓，为人真性情。"施仁潮说"系列不断推出，先后出版了经典名方、中医膏方、扶正祛病药膳、养生食材、祛湿防治、痛风防治等六种；今天又读到了第七种——《老中医施癌症防治220题》。他正在实现承诺，要在有生之年，不断推出、丰富"施仁潮说"话题，让"施仁潮说"成为中医人心中的精品，大众心中的服务品牌，为健康中国建设服务。

读施主任书，我最欣赏书中对铁皮石斛和灵芝的介绍。我们在承担完成的国家及省级研究项目中发现，铁皮石斛、破壁灵芝孢子粉确有很好的抗癌保健作用，在防治癌症中发挥了重要的作用。科研成果需要宣传，理应服务大众，希望通过《老中医施癌症防治220题》，使癌症防治知识得以普及，中医药研究成果得以传播，并最终惠及大众百姓。

兹为之序。

李明嶷

2024 年 11 月

很高兴率先读到施仁潮主任的《老中医施癌症防治220题》书稿。已从事肿瘤临床工作60年的我，先后担任中国抗癌协会理事、浙江省抗癌协会副理事长等职，对"癌症"这个词特别敏感，我常为癌症基础研究和诊疗水平进步而高兴，也为肿瘤早期发现率、肿瘤的治愈率不尽人意而纠结。

癌症是一种慢性病，只要早期发现完全可以治愈。早期发现与癌症知识科学普及戚戚相关。我欣喜地发现，施主任在书稿中详细剖析了癌症的早期症状，为肺癌、乳腺癌等15种癌症调理列出了食疗菜谱，同时包括了各种癌症术后、放化疗后的康复，这些都是癌症患者及其家属十分关心的问题。

1994年，我从浙江省肿瘤医院副院长的岗位调任浙江省中医药研究院院长，后又从研究院到省立同德医院，与施仁潮主任共事了20余年。施主任倾心中医，热爱科普，热情高涨，业绩斐然。我在主编《癌症的姑息处理》一书时，邀请他撰写《晚期癌症的饮食调养》一章，他拿出了优质的稿件，令我叹服。

如今读到施主任新作，感触尤深，书稿融入了他数十年的经验和心得，有理论有实例，内容丰富，且多有新意；书中220余个条目，通过纵向总结概括，横向归类厘析，彰显实用价值，体现了易读、易懂、易理解、易记易用的特点。可以说，其书对于癌症患者及家属都是大有裨益的，必将受到广大读者的热捧。

兹为之序。

2024 年 11 月

　　经典名方、中医膏方、扶正祛病药膳、养生食材、祛湿防治、痛风防治，完成了"施仁潮说"系列书之六后，谋划着系列书之七的编写计划。目标锁定了防治癌症，确定《老中医施癌症防治220题》的编写。

　　对于防治癌症，本人长年来在文献研究和临床实践方面，颇多究心。早在2000年，本人任副主编的《现代中医保健丛书》设有《癌症中医保健》分册，组织裘维焰、郭丹青围绕癌症康复保健进行论述；2002年，组织编写《养生保健菜谱丛书》，其中《抗癌菜谱》与裘维焰合作完成，介绍百余种菜肴，设计"抗癌保健一月菜谱"；2009年，应沈汉澄院长之邀，完成了《癌症的姑息处理》一书中《晚期癌症的饮食调养》一章的撰写，介绍各种癌症及癌前病变、术后、配合放化疗的饮食调养；2011年，与胡春芬合作，编写出版了《施仁潮谈饮食抗癌保健》，强调早发现、早防治，重视食物抗癌保健，合理调养。

　　面对癌症，许多患者热切期待中医的防治对策。本人在天台县中医院坐诊期间，早早排队的都会是癌症患者，或是手术后调养，或是放化疗中配合中药，或是放弃西医手段渴望中医救治的。患者的需求就是我的研究方向。这也是下决心编写本书的动力。

　　本书从大众关心的话题入手，介绍常见癌症的早期症状，如呕吐、头痛、鼻涕带血、颈部肿块、咯血胸痛、排便习惯改变、排尿异常、皮肤瘙痒等。在《小症状，大问题》一章中，以小见大，强调重视自查，争取早期发现。

　　同时，本书还警示吸烟、饮酒造成的危害，提防不当烹饪的致癌因素，强调重视精神因素、生活环境对发病的影响，主张根据食物的抗癌功用、膳食结构需求、食物性味、康复需求，选用好食物，发挥食物在防治中的作用。举例介绍薏苡仁、红薯、芦笋、香菇、胡萝卜、萝卜、菱肉、番茄、海带、绿豆芽、茄子、梨等抗癌食物，以及铁皮石斛、人参、黄芪、枸杞子、灵芝、冬虫夏草等抗癌保健常用的补益中药。讲述食疗作用、药用价值，以及菜谱药膳的制作。

在《饮食调养与验方选用》一章中，分列脑癌、鼻咽癌、甲状腺癌、肺癌、食管癌、胃癌、肝癌、大肠癌、肾癌、膀胱癌、前列腺癌、乳腺癌、宫颈癌、恶性淋巴瘤、白血病、癌前病变、癌症术后、癌症放化疗条目，讲述调养原则，介绍菜肴药膳、方药选用。

在《诊室传真》一章中，有早期发现，有治疗经过，有方药举例，特色案例更会让读者对中医中药在防治癌症中的重要作用有清晰认知，更深入地了解。书中还介绍了上百个相关的知识点，方便了读者查阅，使本书成为防治癌症的小百科。

很高兴李明焱研究员和沈汉澄院长为本书作序。李明焱带领团队长期不懈地坚持对铁皮石斛、灵芝、西红花等珍稀名贵中药材的优良品种选育、生态有机栽培、中药炮制技艺和新产品的研发，取得了巨大的成功。他十分重视中医学术的弘扬与发展，关心"施仁潮说"系列书的编写出版，并给予了极大的鼓励。沈汉澄院长是我的老领导，同时也是肿瘤专家，从事肿瘤放疗、化疗、中医药治疗工作，擅长肿瘤诊断、中西医结合、综合治疗和姑息治疗，对复杂、疑难癌症的鉴别诊断、治疗选择、康复指导有着丰富的经验。我由衷地感谢专家学者对书稿的好评，这给予我莫大的鼓励和鞭策。

我牢记写作之初写下的一段话："施仁潮说"是一种责任，说医理，传医术，弘扬国医精粹，让中医发扬光大；传播中医知识，让大众感悟中医，享用中医，用中医来养生保健，防治疾病。我心如是，等待的是读者的评判。

施仁潮

2024年11月

小症状，大问题 ··· 1

呕吐、头痛、恶心——脑癌 ··············· 2

鼻涕带血、吸鼻后痰中带血——鼻咽癌 ··············· 3

突然增大的颈部肿块和压迫症状——甲状腺癌 ··············· 4

顽固性干咳、反复咯血痰、胸痛——肺癌 ··············· 5

进食时的食物停滞感——食管癌 ··············· 6

上腹痛、厌食、呕血或黑便——胃癌 ··············· 7

肝痛、乏力、纳差和消瘦——肝癌 ··············· 8

排便习惯与粪便性状改变——大肠癌 ··············· 9

血尿、腰痛——肾癌 ··············· 10

尿频、尿急、血尿——膀胱癌 ··············· 11

疲劳、排尿异常——前列腺癌 ··············· 12

质地坚硬、表面不平的乳房肿块——乳腺癌 ··············· 13

阴道分泌液增多和阴道流血——宫颈癌 ··············· 14

淋巴肿大、发热、皮肤瘙痒——恶性淋巴瘤 ··············· 16

出血、贫血和发热——白血病 ··············· 17

改变不良的生活饮食习惯 ··· 19

提防吸烟造成的伤害 ··············· 20

提防饮酒造成的危害 ··············· 22

提防烹饪中的致癌因素 ··············· 24

提防环境污染 ··············· 27

放松精神压力 ········· 29

重视精神因素 ········· 30

消除癌症阴影 ········· 31

放得下，想得开 ········· 32

食物选用有讲究 ········· 34

根据抗癌功用选用 ········· 35

根据膳食结构选用 ········· 36

根据不同食性选用 ········· 37

根据康复需求选用 ········· 38

抗癌食物举例 ········· 40

祛湿多吃薏苡仁 ········· 41

肠燥便秘吃红薯 ········· 43

芦笋防治癌症 ········· 45

香菇抗癌好 ········· 46

胡萝卜养肝明目 ········· 48

萝卜消食积 ········· 50

菱肉菱壳均抗癌 ········· 52

酸甜番茄开胃菜 ········· 54

海带散结清热毒 ········· 55

绿豆芽清热毒 ········· 57

茄子助抗癌 ········· 59

梨润肺祛火气 ········· 61

补益中药与癌症防治 ········· 63

铁皮石斛养阴祛内热 ········· 64

灵芝抗癌良品 ········· 75

附：《经视养生会》说中药抗癌瑰宝——灵芝 ········· 84

人参补气助抗癌 ········· 88

黄芪补气疗疮疡 ········· 103

枸杞防癌保健 ········· 109

冬虫夏草补肺肾 ·· 117

饮食调养与验方选用 ·································· 125

脑癌 ·· 126

鼻咽癌 ·· 129

甲状腺癌 ··· 132

肺癌 ·· 135

食管癌 ·· 138

胃癌 ·· 141

肝癌 ·· 144

大肠癌 ·· 147

肾癌 ·· 150

膀胱癌 ·· 153

前列腺癌 ··· 156

乳腺癌 ·· 159

宫颈癌 ·· 163

恶性淋巴瘤 ·· 166

白血病 ·· 169

癌前病变 ··· 172

癌症术后 ··· 178

癌症放、化疗 ·· 183

诊室传真 ·· 190

赵女士脑瘤术后，先膏方调理再丸药巩固 ················ 191

姚女士鼻咽癌，早发现早服药，康复得好 ················ 191

黄女士甲状腺癌，养阴疏肝化痰散结 ····················· 192

肺癌患者徐先生说，酒1天1500mL，烟1天1包！ ······ 193

中药配合化疗，肺癌骨转移的郭先生熬过了5年 ········· 194

食管癌患者陈女士说，那年是老公抱着进诊室的 ········ 197

曹大姐说，感谢你让我做检查，早期发现胃癌 ··········· 198

袁先生胃癌手术半个月就要求吃中药了 ··················· 199

韩先生问胃癌术后能吃灵芝孢子粉吗 ····················· 200

肝癌，余先生豁达面对 ………………………………………… 201

连年结肠腺瘤手术的陈女士，吃了中药不再长了 ……………… 203

汕头高先生，结肠癌术后中药调治8年 ………………………… 204

结肠癌术后吃中药10年，洪先生说现在一切都好 ……………… 207

冯先生肾癌手术后，2008年开始吃中药，现在安好 ………… 208

梅先生膀胱肿瘤术后尿痛用中药 ………………………………… 209

叶先生前列腺癌术后夜尿两三小时一行，苦不堪言 …………… 210

范大姐乳腺癌，吃了中药手指上的竖纹也消除了 ……………… 212

王女士子宫切除术后，长年吃冬虫夏草 ………………………… 213

陈大姐说，6年前医生说我宫颈癌活不过3个月了 …………… 214

周先生淋巴瘤手术治疗后，坚持服用中药6年 ………………… 215

孙先生白血病，重在益气阴清热毒 ……………………………… 216

灵芝孢子粉帮助郑先生癌症康复 ………………………………… 217

小症状，大问题

　　癌症重病，早期必有细微症状警示。脑癌，呕吐、头痛、恶心；鼻咽癌，鼻涕带血、吸鼻后痰中带血；甲状腺癌，突然增大的颈部肿块和压迫症状；肺癌，顽固性干咳、反复咯血痰、胸痛；食管癌，进食时的食物停滞感；胃癌，上腹痛、厌食、呕血或黑便；肝癌，肝痛、乏力、纳差和消瘦；大肠癌，排便习惯与粪便性状改变；肾癌，血尿、腰痛；膀胱癌，尿频、尿急、血尿；前列腺癌，疲劳、排尿异常；乳腺癌，质地坚硬、表面不平的乳房肿块；宫颈癌，阴道分泌液增多和阴道流血；恶性淋巴瘤，淋巴肿大、发热、皮肤瘙痒；白血病，出血、贫血。重视这些警示症状，为早发现、早防治争取时间。

呕吐、头痛、恶心——脑癌

脑癌，是生长于颅内的肿瘤。发生在儿童身上者多为原发性脑癌，而肝癌、乳腺癌、肺癌等转移至脑的为转移性脑癌。

高度怀疑症状

呕吐、头痛、恶心。很多患者会在夜间及清晨出现恶心、呕吐、头痛，尤其是在排便、咳嗽或者打喷嚏时更加严重。呕吐后头痛会减轻，而呕吐与平时饮食没有直接关系。

语言功能减退。有的表现为语言功能发生减退，有的甚至丧失正常的语言表达能力，或者不能够理解语言。

智力精神改变。一些患者会变得迟钝、懒散。有的还会出现记忆力减退，甚至记忆力丧失。也有部分会出现判断力、方向力丧失，有容易激动、脾气暴躁现象。

偏瘫。常见一侧或者单肢体力弱，甚至出现偏瘫。

肢体感觉障碍。会有单侧肢体麻木现象，疼痛及温度感觉减退。

重视CT扫描

怀疑脑癌，通常做血液检查，一半病人会血沉加快，白细胞增多，红细胞及血红蛋白减少。头颅平片大多数表现有颅内压增高，个别的可见松果体钙化移位。当下CT扫描较为普遍，且有很高的诊断价值，可定位并显示肿瘤的大小、形状，以及脑组织、脑室的改变，易于发现多发性肿瘤、肿瘤类圆形或形状不规则，呈高密度或混杂密度影像。强化后大多有明显的块状或环状影像增强，肿瘤周围常有低密度脑水肿带，可见脑室受压变形。小脑肿瘤可见第三脑室以上对称扩大。

防治小知识

脑癌与脑肿瘤

脑癌是脑肿瘤的一种。脑肿瘤分为良性脑瘤和恶性脑瘤。垂体瘤、脑膜瘤等均属于良性脑瘤。恶性脑肿瘤即脑癌，分为原发于头部的肿瘤，包括胶质瘤、室管膜瘤等，也有原发于头部以外的肿瘤转移到头部，称为脑转移瘤。

鼻涕带血、吸鼻后痰中带血——鼻咽癌

鼻咽癌是发生于鼻咽部的常见恶性肿瘤，多表现为鼻塞、鼻衄、耳鸣、头痛、颈部恶核和脑神经损害。

高度怀疑症状

鼻出血。表现为鼻涕中带血或吸鼻后痰中带血，常发生在早晨起床后，从口中回吸出带血的鼻涕，带血量不多，常被人疏忽。

鼻塞。多为单侧性，与体位多无关，呈持续性和进行性加重，滴鼻净等鼻腔黏膜血管收缩剂无缓解。当瘤体增大时，两侧都会出现鼻塞。

耳部症状。肿瘤堵塞或侵犯咽鼓管口可引起分泌性中耳炎，出现患侧耳鸣、耳闷胀及听力下降。成人单侧反复发作或久治不愈的分泌性中耳炎，应想到鼻咽癌的可能。

头面部症状。由于癌细胞破坏颅底，会累及三叉神经、外展神经等，会出现头顶部、枕部、颞部疼痛，还可出现面部麻木、复视及患侧眼球不能外转等。

重视自查

注意无故出现的鼻塞、鼻出血；观察耳部和头面部出现的相关症状。

早期还可发生颈淋巴结转移，表现为颈侧上部无痛性、进行性增大的肿块，质地较硬，活动度差。

要及早治疗鼻咽部疾病，开展肿瘤普查，争取早期诊断与早期治疗。

防治小知识

鼻炎出血与鼻咽癌出血

鼻炎出血通常是慢性鼻炎或急性鼻炎发作时，出现鼻涕中带血，或与环境特别干燥有关，多为擤鼻涕时鼻涕中带血，一般是双侧出血；鼻咽癌出血大多是无缘无故地发生，由于鼻咽癌一般位于后鼻孔的鼻咽部，出血多表现为擤鼻后痰中带血，一般是单侧反复少量出血。

突然增大的颈部肿块和压迫症状——甲状腺癌

当颈部肿块突然增大，出现压迫症状，就要考虑甲状腺癌的危险。甲状腺癌多发于儿童和40岁以上的女性，男女之比为1:2.4。本病早期缺乏特征性临床表现，但95%以上均有颈前肿块，尤其是孤立的、不规则的、边界不清楚的、活动性欠佳的硬性肿物，要特别重视。

高度怀疑症状

短期内突然增大。甲状腺瘤、结节性甲状腺肿等可恶变为甲状腺未分化癌，肿物可短期突然增大。

肿瘤硬实，表面粗糙不平。肿瘤活动受限或固定，不随吞咽上下移动，合并压迫症状。

既往有头颈部的X线照射史，男性与儿童患者癌的可能性大，儿童期甲状腺结节尤当引起重视。有多发性内分泌腺瘤病的家族史，常提示甲状腺髓样癌。其他如产生压迫症状，出现声音嘶哑或呼吸困难；有侵犯、浸润邻近组织的证据，或扪到分散的肿大而坚实的淋巴结；颈淋巴结肿大，都属高度怀疑症状。

重视自查

肿大的形状。甲状腺肿大的形状一般分为两大类，一类呈蝴蝶形，多见于地方性甲状腺肿、甲状腺炎及部分甲状腺机能亢进的病人；另一类是在甲状腺的某个部位出现一个圆形肿块，多见于甲状腺囊肿、甲状腺腺瘤，也包括甲状腺癌。

肿块的大小。肿块若呈弥漫性肿大或多发性结节性肿大，多为地方性甲状腺肿大；一般良性肿瘤或囊肿的单个结节直径在2cm左右；直径超过2cm应重点怀疑。

肿块的光滑度和软硬度。用拇指及食指仔细触摸肿块表面，光滑一致者多为地方性甲状腺肿大，不很光滑者甲状腺炎的可能性大；呈单个结节肿大，但表面光滑、均匀者，可能为腺瘤；单个结节肿大，表现不光滑，呈实体感者，应疑为癌肿。

肿块的生长速度。地方性甲状腺肿大呈缓慢增大，病程可达数年乃至数十年之久；良性肿瘤及囊肿病程可为数月至数年；甲状腺癌的肿块增长明显，速度较快，可在十几天或一两个月内明显增大。

肿块周围淋巴结。若在甲状腺周围能触摸到质地较硬的淋巴结，应高度怀疑是甲状腺伴有局部淋巴结转移。

> **甲状腺结节与甲状腺癌**
>
> 甲状腺结节是指所有的甲状腺占位性病变。结节可以是良性的，也可以是恶性的，恶性的称甲状腺癌。良性甲状腺结节，质地中等、光滑、活动度良好；甲状腺癌质地较硬、表面不平、活动度差、边缘不整，或边缘有淋巴结肿大。甲状腺结节有钙化的可能是恶性的，但也有一些钙化是良性的。

顽固性干咳、反复咯血痰、胸痛——肺癌

肺癌是最常见的肺部原发性恶性肿瘤，多发于40岁以上。随着年龄增长，肺癌的发病率明显上升，男性尤为明显。主要表现为刺激性咳嗽、咯血、胸痛、发热、气短等。

高度怀疑症状

呛咳、顽固性干咳持续数周不愈。以阵发性刺激性呛咳为主，有咳不净的感觉。

反复咯血痰。特别要注意间断性反复少量血痰，或痰中带血丝。

不明原因的顽固性胸痛、胸背痛、胸闷气急、发热。

坚持每年定期健康体检

以下几类人群出现上述症状时，要特别提防肺癌的发生。

同时伴有消瘦、疲乏等，要高度重视。

年龄在40岁以上，有长期吸烟史的男性。长期吸烟，包括被动吸烟，可引起支气管或肺部细胞癌变。

有各种肺部慢性疾病的人。肺部慢性疾病包括肺结核、矽肺、尘肺等，肺癌的发病率高于正常人；肺支气管慢性炎症以及肺纤维病变在愈合过程

中，可能引起细胞的异变，部分病例可发展成为癌症。

长期接触铀、镭等放射性物质及其衍化物的人。致癌性碳氢化合物、砷铬镍铜锡、煤焦油、沥青、石油、石棉、芥子气等均可诱发肺癌。

以上人群一定要坚持每年定期做健康体检。痰细胞学检查是肺癌客观诊断的重要方法之一，阳性率在80%左右，多次检查阳性率可提高。胸部X线摄片、CT摄影、纤维镜检查、经皮穿刺活检，有助于肺癌的早期诊断。

防治小知识

肺结节与肺癌

肺结节是指CT影像检查中发现的肺部结节病灶。肺结节可以是良性的，如肺错构瘤、肺部感染、肺结核球等；也可能是恶性，如肺癌、肺的转移癌等。良性的肺结节，在CT影像中表现为形状规则、边缘清晰、生长缓慢的阴影；恶性肺结节一般表现为形状不规则、边缘有毛刺，增强扫描后有不均匀强化。且恶性肺结节增长速度比较快。

进食时的食物停滞感——食管癌

食管癌是常见的消化道恶性肿瘤之一。多由于食管狭窄、干涩，以致出现吞咽食物哽噎不顺，甚则食物不能下咽到胃，食入即吐等。

高度怀疑症状

初起，咽部或食管内有异物感，进食时有停滞感，继则咽下哽噎，甚至食不得入或食入即吐，吐白稠水。常伴有胃脘不适，胸膈疼痛，甚则形体消瘦，肌肤甲错，精神疲惫等。

起病缓慢，常表现为由噎至膈的病变过程，常由饮食、情志等因素诱发，多发于中老年男性，特别是在高发地区。

重视检查

特别是饮酒多、抽烟多者；有进食过热、过烫食物习惯的人；喜欢腌制品，经常吃霉变食物的人；反流食管炎没有控制反复发作者，更应引起重视。

食管造影检查、内窥镜及病理组织学检查、食管脱落细胞检查以及CT检查，有助于早期诊断。

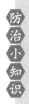

食管癌与"食道癌"

食管是管道器官，食道为食管所围成腔道。食管管壁分为黏膜层、肌层、外膜3层，食管癌病变从黏膜层开始，随着加重可侵犯到肌层，然后再侵犯到外膜。而食道本身只是管状器官所围成的通道，不会产生癌。所以，专业的称谓应该叫食管癌。

上腹痛、厌食、呕血或黑便——胃癌

胃癌是我国最常见的肿瘤之一，好发于40~60岁年龄组，其发病率与遗传、种族、生活习惯、嗜好、环境土壤等自然因素有关。

高度怀疑症状

上腹疼痛或不适。在饱餐后有明显的烧灼感或痉挛性疼痛，可伴有嗳气。

厌食。常可表现在不愿吃平时喜欢的食物，尤其是肉类，并轻度恶心。

呕血或黑便。可突然大量呕血，有的只少量出血而有黑便，一般出现黑便后，尽管服药治疗10天后仍大便潜血阳性。

重视胃镜检查

凡中年以上患有上腹部疼痛和饱胀感等胃病史1个月以上者，有原因不明消瘦、乏力者，或直接亲属中有胃癌家族史者，每隔半年做1次胃镜检查。

有以下癌前变化者，每隔半年到医院检查1次：①胃息肉直径超过2cm，并有增大倾向者；②萎缩性胃炎伴黏膜肠化和或不典型上皮细胞增生者；③胃溃疡，尤其是巨大溃疡，治疗痊愈缓慢者；④胃手术后的残胃、恶性贫血。

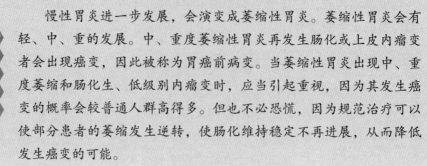

防治小知识

慢性萎缩性胃炎与胃癌

慢性胃炎进一步发展，会演变成萎缩性胃炎。萎缩性胃炎会有轻、中、重的发展。中、重度萎缩性胃炎再发生肠化或上皮内瘤变者会出现癌变，因此被称为胃癌前病变。当萎缩性胃炎出现中、重度萎缩和肠化生、低级别内瘤变时，应当引起重视，因为其发生癌变的概率会较普通人群高得多。但也不必恐慌，因为规范治疗可以使部分患者的萎缩发生逆转，使肠化维持稳定不再进展，从而降低发生癌变的可能。

肝痛、乏力、纳差和消瘦——肝癌

肝癌是临床常见的恶性肿瘤之一。可发生于任何年龄，以青壮年居多，男性高于女性。早期无明显症状，中晚期主要表现为肝区疼痛、上腹胀满、食欲减退，以及肝脏进行性肿大、质硬；常伴有发热、乏力、消瘦，晚期常有腹水、黄疸。

高度怀疑症状

最具特征性的肝癌表现是肝痛、乏力、纳差、消瘦。

肝区疼痛。呈间歇、持续性钝痛或胀痛。

消化道症状。胃纳减退，消化不良，恶心呕吐和腹泻等。

全身症状。乏力，消瘦，发热。一般为低热，有的可达39℃以上。

重视防治肝硬化

积极防治慢性肝病。肝癌患者中约有1/3的病人有慢性肝炎史，乙型肝炎病毒和丙型肝炎病毒是促癌因素之一。要及时注射乙肝疫苗防乙型肝炎。

积极治疗肝硬化。肝癌患者有50%~90%同时患有肝硬化，肝硬化发展为肝癌的比例不低于乙型肝炎。

提防水质污染。被多氯联苯、氯仿等污染了的饮用水，易诱发肝癌。不饮用被污染的池塘水、沟水和河水，提倡饮用井水和处理过的自来水，做好饮水消毒。

肝硬化与肝癌

肝硬化是指因为肝细胞被破坏后，其中的纤维组织增生形成结节。其结节仍属于正常的肝脏组织，只是没有正常肝脏组织的结构。肝癌是指肝脏里面的组织发生突变，形成恶性肿瘤，已经不是正常的肝脏组织。肝硬化后肝癌的发生概率较高，但并不是所有的肝癌患者都会有肝硬化的背景，少数患者没有肝硬化直接出现肝癌的表现，比如胆管细胞癌。

排便习惯与粪便性状改变——大肠癌

在我国的癌症发生率中，大肠癌排名第4位，死亡人数居第3位。大肠癌包括结肠癌、直肠癌和肛门癌3种，其中以直肠癌为最常见，占据全部大肠癌的一半以上。

高度怀疑症状

大肠癌主要表现为排便习惯与粪便性状改变，常有腹泻、粪便糊状或黏液便，或有便秘、腹泻与便秘交替；有便血或脓血便，里急后重，粪便变细或大便次数增加，可伴有腹痛、腹部肿块，及贫血、消瘦、发热等全身症状。

便血。有50%~90%的大肠癌较早期有便血症状。因为大肠癌起源肠腔黏膜，大肠又是肠道的最后一段，所以早期肿瘤出血容易观察到。由于肿瘤病变程度和所在部位不同，出血量和表现颜色也有差异。右半结肠出血而伴便秘时，大便可呈褐黑色，而直肠出血则为鲜红色。有的病人因出血量少，肉眼看不到，在大便潜血检查时发现；有的病人可呈脓血便。

大便习惯改变。大肠癌患者40%~60%的病例较早出现大便习惯改变，如原来大便每天1次，成形，排便顺畅的人，出现排便次数增多，大便量少，排便不畅，里急后重，便秘或腹泻便秘交替，有的大便形状改变，伴腹部不适和纳差。

重视直肠指检

有以下几种情况者出现便血或大便习惯改变，要特别注意随时观察。

大肠息肉，尤其是腺瘤样息肉者；有大肠癌家庭史而出现相应症状者；大肠癌根治手术后，血吸虫病，长期溃疡性结肠炎，长期进食高脂肪、低纤维素膳食而出现症状者。

体检时不要忽视直肠指检。80%~90% 直肠癌发生在直肠下 2/3 处，即距肛缘 8cm 以内，直肠指检可以摸到这些病变。40 岁以上成人，每年必须到医院做 1 次直肠指检。

> **防治小知识**
>
> **大肠癌、结肠癌和直肠癌**
> 大肠癌包括结肠癌和直肠癌。人体的消化系统包括食管、胃、小肠和大肠，大肠癌就是消化道接近于肛门的这一部分大肠产生的癌症。发生在结肠的部分叫结肠癌，发生在直肠的部分叫直肠癌。结肠癌、直肠癌统称为结直肠癌。

血尿、腰痛——肾癌

肾癌，亦称肾细胞癌，肾腺癌，是肾脏实质恶性肿瘤。肾癌约占全身恶性肿瘤的 3%。肾癌发病率城市高于农村，高发年龄以 50~60 岁居多，其发病率随年龄增长而增长，其发病可能与脂肪摄入过高有关。早期肾癌也可无任何症状，大多数是由于健康查体，在 B 超或 CT 检查时发现，称无症状肾癌。有症状的肾癌患者中，最常见的是腰痛和血尿，少数患者是腹部肿块。

高度怀疑症状

血尿。肿瘤侵及肾盂、肾盏或肾内循环系统，导致肾功能逐渐下降会出现血尿。但血尿并非肾癌的早期表现，血尿程度与瘤体大小无关。

腰痛。多为局部疼痛，感到腰部钝痛或隐痛，还有可能是局部引起肾积水发生肾绞痛。

精索静脉曲张。因肿瘤压迫或静脉瘤栓，致精索静脉回流受阻，引起急性精索静脉曲张。

转移性肾癌引起的症状

肾癌常见的转移部位有肺、骨、腹膜后淋巴结，此外是肝、脑、锁骨上淋巴结、皮肤等。

肾癌的副瘤综合征。30%的肾癌病人有因肿瘤引起的非特异性的全身症状，如肿瘤代谢产物引起的发热、乏力、消瘦、体重下降、恶液质、肝功能异常、血沉快等。

> **防治小知识**
>
> **肾肿瘤与肾癌**
>
> 肾肿瘤是所有肾脏新生物的统称，可分为良性肿瘤和恶性肿瘤，肾癌是肾脏恶性肿瘤中的一种。肾癌最常见的是肾细胞癌，是起源于肾实质泌尿小管上皮系统的恶性肿瘤，又称肾腺癌，占肾脏恶性肿瘤的80%~90%。

尿频、尿急、血尿——膀胱癌

膀胱癌是发生在膀胱黏膜上的恶性肿瘤，为泌尿系统最常见的恶性肿瘤。可发生于任何年龄，其发病率随年龄增长而增加，高发年龄50~70岁。男性发病率为女性的3~4倍。膀胱癌的病理类型包括膀胱尿路上皮癌、膀胱鳞状细胞癌、膀胱腺癌，其中以膀胱尿路上皮癌最常见，约占膀胱癌患者总数的90%以上。

高度怀疑症状

尿频、尿急。肿瘤细胞侵犯膀胱三角区，会刺激到膀胱，出现尿频、尿急的症状。

疼痛。癌肿侵犯膀胱较为广泛，并且侵犯病灶较深的时候，会发生尿痛的现象，膀胱撑尿和收缩时疼痛加剧。

血尿。无痛性、肉眼可见的血尿。血尿常常是间歇性，时间有数日到数月不等，初期间隔的时间比较长，随着病情的发展，间隔时间会越来越短，有的会自行停止，或在服用消炎药后缓解。

重视"红色警报"

膀胱癌的早期症状是无痛性血尿和泌尿系统症状。肉眼可以观测到的血尿是膀胱癌的"红色警报"。

无痛性血尿是膀胱癌最主要的征兆，几乎所有的膀胱癌患者都是先出现这一信号。镜下血尿的膀胱癌发病率较低，表现为肉眼血尿的膀胱癌发病率较高。

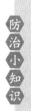

> **血尿的鉴别**
>
> 膀胱癌、膀胱炎、泌尿系统结石等都会出现血尿，可以通过兼夹症状作鉴别诊断。膀胱癌以无痛性、间歇性肉眼血尿为主要症状。膀胱炎除血尿外，还会出现尿频、尿急、尿痛，少数患者会有发热。泌尿系结石往往血尿伴发肾绞痛、恶心呕吐等。

疲劳、排尿异常——前列腺癌

前列腺癌是发生于男性前列腺组织中的恶性肿瘤。其发病率与年龄密切相关，危险性随年龄增长而增长，80岁的男性中有70%组织学上可证实有前列腺癌病灶存在。

高度怀疑症状

疲劳。一些患者表现为进行性贫血、肾功能衰竭，这些情况可以影响到睡眠，影响到正常休息。其疲劳特点是不论怎么休息都很难改善。

排尿异常。早期可出现排尿困难，尿流变细，尿流偏歪等症状，也有一些患者会持续尿痛，尿急，尿程延长，有尿意不尽感。

局部疼痛。有一些患者会出现局部疼痛现象，如臀部、腰部、骶部疼痛，很多人会误认为这些疼痛是身体疲劳所致。

血尿。前列腺癌早期在癌细胞的刺激下，会导致破溃，引起出血，出现血尿。

重视直肠指诊和肿瘤标志物

直肠指诊。通过肛门插入手指到直肠，来检查前列腺的大小、外形、有无不规则结节、腺体扩展程度、中央沟情况、腺体活动度、硬度以及精囊的情况等，寻找前列腺癌可能存在的线索。

肿瘤标志物。血清前列腺特异抗原（Prostate-Specific Antigen，PSA）是一种丝氨酸蛋白酶，为糖蛋白，发现于前列腺和精浆提取物，是前列腺癌的特异性标志物。正常男性PSA含量小于$2.5\mu g/L$。前列腺癌通常在早期无症状，或其症状类似于良性前列腺增生。有些患者仅在常规体检中发现前列腺特异性抗原，即PSA升高。

如果出现一时难以恢复的疲劳，同时有排尿异常，局部疼痛，血尿，直肠指诊发现肿块，肿瘤标志物PSA升高，建议去医院做进一步的MRI检查，或者做前列腺活检来明确诊断。

防治小知识

前列腺增生与前列腺癌

前列腺增生和前列腺癌都会导致前列腺体积增大，压迫尿道，出现一系列异常症状，二者不是同一种疾病。前列腺增生是属于常见的老年疾病，一般是出现在前列腺的移行区；前列腺癌是发生在前列腺上皮的恶性肿瘤，细胞的生长具有恶性、侵袭性生长的特点，属于恶性疾病，会危及生命。

质地坚硬、表面不平的乳房肿块——乳腺癌

乳腺癌是发生于乳房部的恶性肿瘤，中医称之为"乳岩"。大多数发生在45~60岁的女性，尤以未婚或婚后未曾生育者多见。其特点是乳房部结块，质地坚硬，高低不平，病久肿块溃烂，脓血污秽恶臭，疼痛日增，后期可病灶转移。

高度怀疑症状

乳房肿块。初期可在体检或无意中发现乳房内有一肿块，多见于外上方，质地坚硬，表面高低不平，逐渐长大。肿块多不痛不痒。

乳头溢液。可以是无色、乳白色、淡黄色或棕色，可以呈水样、血样、浆液性或脓性；溢液量可多可少，间隔时间也不一致。

乳头和乳晕异常。乳头扁平、回缩、凹陷，直至完全缩入乳晕下，看不见乳头。有时整个乳房抬高，两侧乳头不在同一水平面上；乳头糜烂等。

重视自查

定期自我检查，步骤如下：仰卧在床，解开上衣，食、中、无名三指放平触摸乳房。开始在乳晕范围，然后逐步扩大以螺旋状触摸检查，直至全部乳腺组织。手指应有步骤地移动。要注意有无乳头溢液，可从乳腺边缘向乳头方面移动手指，然后轻轻挤压乳头本身。接着检查腋窝，手指尽可能插入腋窝顶部。对于患侧胸壁要注意有无皮肤红肿现象，有无异常结节出现，腋下和锁骨上下有无肿块。

当发现乳房或腋下有硬块、皮肤变厚或乳头有分泌物流出等异常情况时，要及时就诊，以免延误病机。

以下情况被视为乳腺癌的高危人群，更要重视自查。

①父母或家族中有患乳腺癌或卵巢癌者；②未生育或35岁以后才生育、40岁以上未曾哺乳或生育者；③初次月经在12岁以前、55岁以后才停经者；④过于肥胖者；⑤经常摄食高脂肪或高动物性脂肪者；⑥曾在乳部和盆腔做过手术者；⑦经常施行X光透视或放射线治疗者；⑧有慢性精神压迫者；⑨不常运动者；⑩患有子宫内膜腺癌者。

防治小知识

乳腺增生与乳腺癌
乳腺增生属于良性疾病，多数表现为月经来潮时出现乳腺胀痛不适，月经周期过后症状缓解或消失。乳腺癌属于恶性疾病，通常局部肿块无任何疼痛，表现为质地硬、边界不清、活动度欠佳。

阴道分泌液增多和阴道流血——宫颈癌

宫颈癌是最常见的妇科恶性肿瘤，主要为宫颈的鳞癌，也有部分是宫颈的腺癌。其主要发病原因是宫颈的人乳头瘤病毒HPV感染，好发的高危人群主要是多个性伴侣、性生活过早、过早生育、艾滋病病人。宫颈癌的早期"信号"主要是阴道分泌液增多和阴道流血。

高度怀疑症状

阴道分泌液增多。阴道排液增多，白色或血性，稀薄如水样或米汤样，有腥臭。

阴道流血。年轻患者常表现为接触性出血，发生在性生活、妇科检查及便后出血，早期出血量少。年轻患者可表现为经期延长、周期缩短、经量增多等。老年患者常有绝经后出现不规则阴道流血。

下腹部及腰部疼痛。多为病灶侵犯脏器出现的继发性症状，往往还有尿频、尿急、肛门坠胀、里急后重、下肢肿痛、坐骨神经痛等。

重视筛查

要重视定期妇女防癌普查，通过宫颈癌筛查，TCT联合HPV筛查，可以筛查出早期宫颈癌，一般建议30~65岁做联合筛查，21~30岁做TCT检查。

如发现白带中带血，或性交后出血，月经结束后还有少量出血，要尽早去医院检查。

防治小知识

TCT联合HPV筛查

宫颈TCT是最常用的宫颈癌筛查的手段，主要是通过细胞采样刷取得宫颈管的细胞，进行细胞学检测，排除是否有宫颈癌和癌前病变，以及异常的细胞形态。宫颈TCT检查内容包括良性细胞学改变、鳞状上皮细胞异常、腺上皮细胞异常以及其他恶性肿瘤等。本检查结合HPV检测，对于早期宫颈癌筛查检出率非常高。HPV即人乳头瘤病毒，是一种传染性较强、危害极大的性传播疾病。多数宫颈癌与HPV感染有关，其中的高危型HPV16、HPV18是导致宫颈癌的主要原因。99%以上宫颈癌患者的宫颈脱落细胞标本中，都可以检测到HPV感染。HPV感染多由性传播导致，少数与机体抵抗力低下有关，免疫功能紊乱可以造成HPV感染。早期的HPV感染或宫颈病变，患者常无自觉症状，建议定期进行HPV检测。

淋巴肿大、发热、皮肤瘙痒——恶性淋巴瘤

恶性淋巴瘤是淋巴细胞出现基因突变，恶性的淋巴细胞形成，以致成为淋巴瘤。一般恶性淋巴瘤的早期症状有发热、皮肤瘙痒和酒精疼痛等。

高度怀疑症状

淋巴肿大。淋巴瘤初发时，一般不会有明显的症状，但患者可以在自己的身体上摸到肿大的淋巴结。可能是颈部肿大，开始的时候可能只是单一的肿大。

发热。在恶性淋巴瘤初期最常见。热型多不规则，多在38~39℃之间，部分病人可呈持续高热，也可能为间歇低热，少数有周期热。热退时大汗淋漓可为本病特征。会有夜间或入睡后出汗。

消瘦。多数病人会有体重减轻的表现，在6个月内减少原体重的10%以上。

皮肤瘙痒。局灶性瘙痒常见于病变部淋巴引流的区域，全身瘙痒大多发生于纵隔或腹部有病变的病例。皮肤表面会出现皮疹。

酒精疼痛。在饮酒后20分钟，病变局部发生疼痛。其症状可早于其他症状及X线表现，具有肯定的诊断意义。当病变减轻后，酒精疼痛即行消失，发作时又重现。

重视皮下肿块

重视皮下肿块。最常见的就是颈部、腋下或腹股沟处淋巴结肿大，可触摸到质地坚硬的圆形无痛性肿块。淋巴瘤多数是以浅表组织淋巴结异常无痛性增长为特点，表现为浅表淋巴结肿大，并且比较迅速。淋巴结有时触手可及，如果发现边界不光滑，或淋巴结相互融合成团，按压没有明显压痛，活动度较差者，需要高度考虑恶性的可能。

重视全身症状。发热、畏寒、盗汗、不明原因的体重下降。部分患者会出现皮肤瘙痒的症状。淋巴瘤发生在腹部，会出现腹胀、腹痛、腹泻等症状。淋巴瘤压迫中枢神经会出现头晕、头痛的症状。

淋巴瘤与"淋巴癌"

淋巴瘤是起源于淋巴造血系统的恶性肿瘤，分为非霍奇金淋巴瘤和霍奇金淋巴瘤两大类。主要表现为无痛性淋巴结肿大，肝脾肿大，全身各组织器官均可受累，伴发热、盗汗、消瘦、瘙痒、贫血等全身症状。部分患者可有白细胞计数升高，血小板增多，血沉增快。晚期病人可表现为免疫功能异常，出现皮肤红斑、水疱等。淋巴癌一般是淋巴瘤的俗称。

出血、贫血和发热——白血病

白血病是造血系统的恶性肿瘤。急性白血病起病急，因正常白细胞减少，导致贫血、出血、继发性感染和发热，有肝脾、淋巴结肿大。慢性白血病起病缓慢，表现为由肿大的肝、脾、淋巴结压迫局部器官或白血病细胞浸润组织脏器引起的症状，如因脾肿大出现左上腹坠胀感，压迫胃部引致食量减少，骨髓和关节受累可有胸骨痛、关节痛等；并有进行性贫血引起的面色苍白、心悸、眩晕、乏力，因代谢亢进出现的发热、盗汗、体重减轻等。

高度怀疑症状

出血。出血部位可遍及全身，以皮下、口腔、鼻腔为最常见。颅内出血、消化系统、呼吸道大出血可致死亡。血小板减少是出血的重要原因。

贫血。早期即可出现面色苍白、心悸、乏力、浮肿等。贫血原因是白血病细胞恶性增生，干扰幼红细胞的增生，并使其对红细胞生成素的反应降低，无效性红细胞生成，出现隐性溶血。

发热。主要原因是感染，常见于呼吸道、泌尿系统、肛周等，往往感染灶不明显，严重者可致败血症。可表现为各种热型。

重视低热症状

如出现不明原因的出血、低热、关节痛、头晕等，应到医院进行检查。注意饮食卫生。含有化肥、农药的蔬菜水果等食物，食用后经消化吸收进入血液，容易破坏骨髓的正常造血功能，从而引起发病。蔬菜、水果食用前要清洗干净，把化肥农药的残留量降至最低限度。

不要滥用药物。使用氯霉素、细胞毒类抗癌药、免疫抑制剂等药物时要小心谨慎，必须有医生指导，切勿长期使用或滥用。

尽量少用或不用染发剂。美国研究人员发现使用染发剂（尤其是大量使用）的女性，患白血病的危险是普通人的3.8倍。经常接触染发剂的理发师、美容师、整容师也有潜在危害。

避免辐射。有研究发现，儿童白血病发病率增多与夜晚暴露在灯光下有关系。因此，睡觉时应该把灯关掉。还应注意远离高压线、变电站及正在使用的微波炉等。

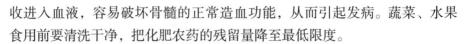

装修与白血病

防治小知识

家庭装修造成的污染是导致白血病的常见原因。装修中常用的黏合剂、涂料、地板砖、夹板等材料，会释放出甲醛、铅、苯等有毒物质。这些物质会对人体血液系统造成损害，抵抗力较弱的人容易引发白血病。建议装修住宅最好选用符合环保要求、对人体无害的材料，装修好后开窗通风一周以上，由室内环境监测部门监测合格再入住。

改变不良的生活饮食习惯

　　提防烟酒造成的致癌危险。嗜烟者易患癌症，吸烟愈多得癌率愈高；被动吸烟也易患癌症；吸烟会导致多种癌症。饮酒不当会致癌，特别是胃溃疡、肝炎者大量喝酒易致癌，无论何种酒都会致癌。饮酒同时吸烟更易致癌。还要提防烹饪中的致癌因素，少用油炸；控制好油温，掌握好火力；多用蒸煮，保存营养素；旺火急炒降低营养素损失。要重视肿瘤高发与环境的关系，提防各种污染物，勤开门窗；装修后不要马上入住。

提防吸烟造成的伤害

世界卫生组织（WHO）称烟草对人类健康造成最大威胁，是严重威胁人类生命的"瘟疫"。吸烟杀死1/3吸烟者，其中有一半为中年人。一项新的研究发现，吸1根香烟会使人折寿11分钟，而长期吸烟寿命将缩短5~8年。据报道，吸烟者的死亡率要比不吸烟者高2.5倍。

嗜烟者易患癌症

嗜好吸烟者，尤其是长期大量吸烟者易患癌症。香烟燃烧时所产生的烟雾含有多种有害成分，其中多环芳烃的苯并芘、苯并蒽，及亚硝胺、钋210、镉、砷、β-萘胺等有致癌作用。香烟烟雾中的促癌物有氰化物、邻甲酚、苯酚等。吸烟时，香烟烟雾大部分吸入肺部，小部分与唾液一起进入消化道。烟中有害物质部分停留在肺部，部分进入血液循环，流向全身。在致癌物和促癌物协同作用下，损伤正常细胞，留下了癌症隐患。

烟草中的毒性化学物质直接作用于细胞内的脱氧核糖核酸，摧毁基因。烟雾还含有促发肿瘤的物质，虽然肿瘤生长并不直接导致癌症，但它增大了基因突变的细胞形成恶性肿瘤的风险。

牛津大学癌症研究所皮托教授指出："经常吸烟的人中1/3将死于这一嗜好，其中一半人只能活到中年"。在发达国家中，85%的肺癌死亡患者与吸烟有关。据统计，英国平均每4个吸烟者中有1人死于肺癌，中年死亡者中1/3死于肺癌和吸烟引起的心脏病。

在癌症的死亡总数中，肺癌的死亡已占癌症总死亡的1/4。在我国，引起肺癌的原因，男性有70%~80%是吸烟，而女性约30%是吸烟与被动吸烟。吸烟者患膀胱癌和肾癌的危险性比非吸烟者高2~3倍，几乎50%的男性膀胱癌和肾癌死亡是由于吸烟所致。美国每年4 600例宫颈癌死亡者中30%是由吸烟所致。

烟焦油含多种致癌物

评价烟草的有害物质含量通常采用烟焦油和一氧化碳，要求每支烟产生烟焦油的含量在15mg以下。吸烟者每天都会吸入多量的烟焦油，烟焦油中的有害物质对健康形成威胁。组成烟焦油的多种致癌物质，当吸入的量达到一定水平时，就是癌症的引发剂、促癌剂和协同致癌剂，能加速致癌。而吸烟造成的伤害需要很长时间才能消除，致癌性多环芳烃化合物的水平在戒烟第3个月后，开始从肺组织内下降，直到戒烟5年后才能达到不吸烟者的水平。

被动吸烟也易患癌症

被动吸烟是非吸烟者患癌症的一个原因。研究证明，如果在一个家庭内，丈夫吸烟，妻子不吸烟，经常在一起生活，那么，将来妻子得肺癌的机会比丈夫不吸烟的妻子要高1~3倍。丈夫吸烟量越大，妻子得癌的概率越大。1985年，瑞典的法院做出了这样的决定，认为同事吸烟可能引起共同办公人员患肺癌从而导致死亡，并把这种现象称为"职业伤害"，受害者的家庭可以索要一定的经济补偿。据统计，每年由于被动吸烟而造成的死亡人数，英国是1 000人，美国是4 000~5 000人。

吸烟导致的各种癌症

鼻腔癌和鼻窦癌。吸烟者的患病的风险是非吸烟者的2倍。

口腔癌症，包括口、唇、舌和唾液腺。吸烟者患口部癌症的风险比非吸烟者高出3~12倍。喉癌发病率高6~10倍。

肺癌。对于那些1天抽10支烟的人来说，患病的风险提高了10倍；抽20支甚至更多的人，患病风险则提高了30~40倍。被动吸烟也使患肺癌的风险提高了20%~30%。

食管癌。吸烟者的食管癌发病率比非吸烟者高4~10倍。

胃癌。吸烟者患胃癌的风险比非吸烟者高60%。

肝癌。吸烟者患肝癌的风险比非吸烟者高出2~4倍。

胰腺癌。吸烟者患胰腺癌的风险比非吸烟者高出2倍。每天抽40支烟甚至更多的人，其患病概率会增加5倍。胰腺癌与吸烟有关，其作用机理是烟草中的致癌物被吸入后可通过血液到达胰腺，非活动性的致癌物前体可成为活动性的致癌物，分泌后进入胆汁中，然后反射性地从胆管到达胰腺导管。此外，吸烟可使血液脂质升高，从而使患胰腺癌的危险性增加。

肾脏癌。吸烟者肾细胞癌变的概率比非吸烟者高出2倍。

膀胱癌和尿道癌。吸烟是患膀胱癌和尿道癌的主要原因之一。吸烟量达日均20支及其以上的人，患病概率是非吸烟者的2~5倍。在美国，膀胱癌是男性的第五大癌症，是女性的第十大癌症，每年有1.3万人死于这种疾病。美国癌症协会估计，膀胱癌的男性患者中有49%、女性患者有10%是由吸烟引起的。

结肠癌和直肠癌。研究发现，胰岛素样生长因子的水平与吸烟时间的长短和数量有关，烟民体内血液中胰岛素样生长因子的水平远远高于非烟民，烟瘾最大的人与非烟民血液内胰岛素样生长因子水平的差距在20%~25%之间，而胰岛素样生长因子与乳腺癌和直肠癌有关。

乳腺癌。吸烟者癌症发病比不吸烟者早8年。吸烟20年以上妇女患乳腺癌危险增加30%，吸烟30年以上者危险增加60%。

宫颈癌。吸烟妇女患宫颈癌的危险比非吸烟者高4.4倍。家庭中被动吸烟比无被动吸烟者发生宫颈癌的相对危险度高2.5倍。

卵巢癌。女性吸烟者的患病风险比非吸烟者高2.8倍。

急性髓系白血病。吸烟者患白血病的风险比非吸烟者高出30%~50%。据美国《癌症》杂志报道，吸烟者患白血病的危险性增加1.78倍，在美国每3个白血病患者中就有1个是长期吸烟者，白血病患者的家庭成员中吸烟者占80%以上。

吸烟愈多得癌率愈高

在吸烟者中，喉癌、唇癌、舌癌、食管癌、膀胱癌和肾癌等的发生比不吸烟者高数倍。研究显示癌症患者发病的1/3与吸烟有关。吸烟者的癌症死亡率比不吸烟者高2倍，而重度吸烟者高达4倍以上。

提防饮酒造成的危害

酒是碳水化合物经发酵制成，其原料包括葡萄等水果、谷物及植物的块根和块茎。世界各地含酒精饮料主要分啤酒、果酒和白酒三大类。用不同配料、不同加工工艺制成的啤酒，含酒精4%~7%，用葡萄等制作的各类果酒含酒精10%~15%，蒸馏的酒精饮料中，酒精含量可达30%~50%。饮酒不当，也是重要的致癌因素。

饮酒不当会致癌

酒精即乙醇，和某些癌症的发生和发展有直接关系。从19世纪开始，酒精性饮料即被认定与头颈部的扁平细胞癌有关联。20世纪50年代的一项研究更进一步显示，长期饮用威士忌酒每天超过210mL之酗酒者，罹患喉癌的风险增加10倍。口、舌及咽部的扁平细胞癌也同样因饮酒而增加罹患率。研究表明，长期大量饮酒，可引起舌、口腔、喉、咽、食管、胃、肝、胰、肺、肾、前列腺、肠等部位的癌症。

防治小知识

酒的度数

标准酒度是指在20℃条件下，每100mL酒液中含有多少mL的酒精。如50度的酒，表示在100mL的酒中，含有乙醇50mL（20℃）。葡萄酒的酒精度主要由葡萄果实中的含糖量决定的。啤酒的度数则不表示乙醇的含量，而是表示啤酒生产原料，也就是麦芽汁的浓度，以12度的啤酒为例，是麦芽汁发酵前浸出物的浓度为12%（重量比）。

胃溃疡、肝炎者大量喝酒易致癌

健康的胃、肝脏、肠对酒具有相当的抵抗力，可是一旦患病，如患胃溃疡或肝炎者，大量喝酒则会使受伤的胃或肝脏加重负担。有溃疡性病变的人，溃疡更恶化；有肝障碍的人，障碍的情况更加严重。结果可使胃溃疡恶化为胃癌，肝炎则演变成慢性肝炎，甚至引起肝硬化。有研究指出，即使肝实质细胞的机能很好，经常喝酒，酒精会使中性脂肪蓄积于肝脏细胞之间，形成脂肪肝。这种脂肪肝容易引起肝脏硬化，一旦肝硬化便容易转为肝癌。虽然酒和癌症没有直接的关系，但却能提高罹患癌症的比率。常饮酒者易发生肝硬化，因肝硬化而肝细胞再生，从而转化为肝细胞肝癌。

赫尔辛基大学的研究者说，喝酒后身体内脏会含有大量的乙醛。它是一种活性物质，毒素很强，是造成肠胃道癌的主要因素。研究者指出，50%的中国人和日本人体内缺乏将乙醛化解成醋酸酯，使身体能排除毒素的基因，患消化道癌的几率高。

来自于美国华盛顿特区黑人居民的研究显示，饮酒导致食管癌的风险增加44倍。酗酒更使患食管癌和口腔癌的概率大大增加。

法国一项研究指出，饮用红葡萄酒者比一般人罹患胃癌的风险要高6.9倍。

对于大肠癌来说，基因缺陷影响发病。喝酒后，消化道、唾液腺、食管、大肠会制造乙醛。日本人的基因缺陷，使他们患上大肠癌的机会高出3倍。

肝癌可因滥用酒精而增加罹患风险，从1.5倍到30倍不等。慢性乙型肝炎病毒的感染可增加肝脏对酒精毒害的敏感性，加速肝细胞癌之形成。

无论何种酒都会致癌

癌症在大量饮酒者中的发病率增高是由酒精的毒性所引起的，与酒的种类无关。无论是白酒、果酒、葡萄酒、啤酒，都含有一定量的致癌物质。不喝白酒，只喝葡萄酒或啤酒，同样不能免受酒精的毒害。

研究发现，啤酒里至少含有两种微量致癌物质：构成啤酒独特风味的重要原料——杂醇油和亚硝胺。英国学者发现大量饮用啤酒可使胰腺癌发病率增加3倍，也可引起消化道癌症、甲状腺癌和黑色素瘤。

美国癌症专家也发现，大量喝啤酒的人患口腔癌和食管癌的危险性要比喝烈性酒的人要高3倍。

一份丹麦癌症登记处的调查资料表明，啤酒厂工人的食管癌、喉癌、肺癌和肝癌死亡率，比其他国民高得多。原来，丹麦啤酒厂有一惯例，工人们可以免费喝4品脱的啤酒，该量大大超过了丹麦男性的啤酒日平均消耗量。

防治小知识

饮酒同时吸烟更致癌

有些人烟酒不分家，平时吸烟一支接一支，喝酒时更是豪饮，这样更易致癌。这是因为烟草中的有害致癌物质能溶于酒精中，并且黏附在消化道黏膜上皮表面，对黏膜上皮产生更加强烈的危害作用。吸烟会致肺癌，若再加上饮酒，则肺癌风险会大大增加。

提防烹饪中的致癌因素

煎炸、烧烤是常用的烹饪方法，用此方法烹制的菜肴，香味浓，咬之脆，味道会大受欢迎，但要掌握好方法，否则容易导致致癌物的产生，存在安全隐患。

少用油炸

食物经高温油炸，其中的各种营养素被严重破坏。高温使蛋白质炸焦变质而降低营养价值，高温还会破坏食物中的脂溶性维生素，如维生素A、胡萝卜素和维生素E，妨碍人体吸收利用。

油炸食品内含有大量的油脂和脂肪酸，长期食用会使胆固醇水平升高，会损伤肝脏，易患脂肪肝。油炸食品中含有大量的反式脂肪酸、膨松剂及色素等物质。反式脂肪酸进入人体后，在体内代谢、转化，可以干扰必需脂肪酸EFA和其他正常代谢，会增加患心血管疾病和糖尿病的危险。

油脂反复高温加热后，其中的不饱和脂肪酸经高温加热后所产生的聚合物——二聚体、三聚体，有较强毒性。许多油炸、烤制食品，尤其是炸薯条中，含有高浓度的致癌物质——丙烯酰胺。

油炸中容易引起食物烧焦，而烧焦的鱼、肉，其蛋白质内的氨基酸会变成一种叫氨甲基衍生物的物质，这种物质有极强的致癌作用。

烧焦的鱼、肉不宜食用

烧焦的鱼、肉不宜食用。但是，稍变焦黄的鱼、肉可反复咀嚼后食用。研究表明，鱼、肉的焦黄部分，在37℃的温度下，加入唾液放置一夜后，其变成氨甲基衍生物的物质大为减少，说明致癌物质受到抑制。而食物入口经30秒钟咀嚼，与加唾液后放置一夜，抑制致癌物质的效果是一样的。细嚼慢咽有助消化液的分泌，亦有助抗癌。

控制好油温，掌握好火力

油煎食物不宜煎炸得过分老焦，也应避免油温过高。油温过高会使油脂热解，产生苯并芘等致癌物质。

烹制时，按火力大小可分为旺火、中火和文火。旺火是火苗燎出炉口，火焰高而稳定，呈白黄色，光度明亮，热气逼人，一般用于快速烹制，如炸、爆、炒、溜、蒸等，能使原料香脆松软。中火又叫温火，火焰低而摇晃，火苗呈红色，光度较暗，热气很重，一般用于煎、烧、卤、烩等，是使原料软嫩入味的烹调方法。文火又叫小火，火焰细小，时有起落，光度发暗，热气不重，一般用于较长时间烹制，如焖、煨等，能使原料酥烂而有浓汤。

多用蒸煮，保存营养素

合理的烹饪方法可以有效避免产生有害的致癌物质。尽量采用清蒸、水煮的烹饪方法，蒸、煮、炖、焖能避免产生致癌物质，且不会破坏营养成分，食物也不会变性，更容易消化吸收。

烹制菜肴时，采用上浆挂糊、勾芡、加醋处理，能保证有较好的口感，还对保存营养素、减少营养成分损失有作用。

上浆挂糊。就是先将原料用湿淀粉或鸡蛋清搅拌一下，使其表面粘上一层薄膜，形成保护层。这样，既可使原料中的水分和营养素不至大量溢出，又可使原料内的营养素因受浆糊层的保护不至发生大的变性，从而使烹调出的菜肴味道鲜美，还能提高人体的消化吸收率。

勾芡。因为淀粉中含有谷胱甘肽，其中的硫氢基具有保护维生素C的作用，从而减少营养素的损失。

加醋。酸能保护食物中的维生素少受氧化，凉拌蔬菜提前放醋；烹饪动物性食物也应先放醋，这样不仅可以去掉原有的腥膻，还可溶解原料中的钙，从而促进钙在人体内的溶解和吸收。

防治小知识

旺火急炒降低营养素损失

炒菜时旺火急炒，能缩短菜肴的成熟时间，使原料中的营养素损失率降低。研究表明，猪肉切成丝，旺火急炒，损失硫胺素13%、核黄素21%、尼克酸45%，而切成块文火炖，则损失硫胺素65%、核黄素41%、尼克酸75%。番茄去皮切成块，经油炒3~4分钟，其抗坏血酸损失6%。白菜切成块，油炒15分钟，其抗坏血酸损失达43%。叶菜类用旺火急炒的方法，抗坏血酸的平均保存率为60%~70%，胡萝卜素的保存率为76%~96%。在旺火急炒时，加盐的时间尽量延后，避免过早放入使水溶性营养物质溢出而受到氧化或流失。

提防环境污染

肿瘤高发与环境有关

诱发癌症的因素有内因和外因两种。内因即内生因素，一是遗传因素，二是免疫因素，先天性或获得性免疫缺陷易患恶性肿瘤；三是内分泌因素和体内激素水平异常。外因即外源性因素，一是生活方式，如吸烟，与癌症密切相关；二是环境污染和职业，如空气、饮用水、食物污染对人造成危害；三是自然和生物因素，如紫外线，在某些情况下会导致皮肤癌；四是医源性因素，如电离辐射。

有报道，有一个数百人的村子，一个时间段内有60人死于癌症。追究原因是严重的环境污染。工业排水直接进入河内，人们喝的是被污染的水，村民的金属器皿都被腐蚀了。一个曾经人人羡慕的小山村，几十年间成了闻名的癌症村。

又如肺癌，其发病与吸烟和空气污染密切相关，如果不吸烟，有些女性会得肺癌，这并不奇怪，很可能是老公爱抽烟，她吸了很多二手烟。雾霾天，除了引发其他疾病，还可能会引发或加重肺癌。关于雾霾与肺癌的关系，有持续观察研究发现，其中存在一定的关系。

有研究发现，每立方米空气中PM2.5颗粒每增加10μg，肺癌死亡率，美国增加15%~27%，日本增加24%，丹麦增加18%。从这些数据可以看出，雾霾天气和肺癌之间有明显的关系。

流行病学研究发现，阴囊癌在扫烟囱的工人中很常见，膀胱癌多发于生产联苯胺染料、甲基和乙基萘胺的工人；从事石棉生产的工人往往患有支气管肺癌；从事X光和同位素相关工作的人，白血病多发；锡矿工人经常患肺癌。这些现象是由于职业环境中致癌物的浓度远高于普通环境，职业人群接触致癌物早，累积剂量大，导致癌症的发病率和死亡率高于普通人群。

环境不好，五个防癌建议

提防各种污染物。空气、水和其他环境污染。水和空气是人类生存必不可少的环境要素，随着工农业的发展，环境污染越来越严重。许多环境污染物是致癌物，如煤的燃烧、机动车排放的尾气和工业废气含有致癌物，尤其是在雾天污染严重，外出时必须戴口罩。

勤开门窗。经常关门窗，会引起大脑缺氧，出现头晕、乏力、胸闷、烦躁等诸多不良反应。除了室内氧气不充分，室内的污染不能及时排出，污染物除了呼出的二氧化碳外，还有从呼吸道排出的化学物质、汗水中蒸发的化学物质、家具油漆、装饰材料、硬纸板盒、塑料制品、一些泡沫绝缘材料制成品散发的苯酚和甲醛等有害气体。这些物质弥漫在室内，对人体健康是极大的威胁。室内污染源多，净化能力又弱，如果不经常通风换气，驱逐有害气体，就会使人肺功能减退，免疫功能下降，为癌症的发病埋下祸根。所以，务必勤开门窗，保持通风。

做饭时做好排烟工作。煤气、柴火燃烧产生的二氧化硫、二氧化氮、一氧化碳等有毒气体，是室内空气的严重污染源。油烟中含有大量的致癌物质，要重视厨房的通风。吸排油烟机往往效果也有限，开窗迎自然风是最好的方式。

戒烟。如果你不想患肺病，应该注意不要吸烟。对于大多数吸烟者来说，肺部会受到损伤，严重的会出现肺癌，所以香烟一定要戒掉。

装修后不宜马上入住。新装修的房子，污染严重，甲醛、氡及其子体进入人体后易诱发癌症。因此，装修后1个月不要入住，打开窗户通风，放置绿色植物和竹炭包等，加快污染物的祛除。

勤开门窗助防癌

防治小知识

一个周日的上午，老中医施诊室。徐女士诉说，父母两人都得了鼻咽癌，父亲走了，母亲手术治疗了。她是来为母亲配中药的。徐女士埋怨母亲喜欢关门窗，整天把自己关在房子里，空气污染了！鼻咽癌的发病，与EB病毒感染和环境等因素相关。从环境因素来说，鼻咽癌高发地区的大米和水中微量元素镍含量较高，而实验证实镍可以促进亚硝胺诱发鼻咽癌。空气污染、厨房油烟聚积物具有间接的致突变作用，特别是在室内空气流动性较差的情况下，危害更为严重。空气污染是鼻咽癌的一大杀手。徐女士把父母得鼻咽癌归结于整天关门窗、房子不通风，确有一定道理。要把致病菌及时驱赶走，有害气体及时消除，使我们的生活有一个良好的环境，最有效、最简单的措施，就是及时通风换气。

放松精神压力

　　长期的精神压抑，严重的精神创伤，会引起机体内环境的改变，容易诱发癌症。癌症早防早治，当于平时便能消释病根，排解忧郁情绪，使心清神安。好心情，有健康。真正发自内心的欢笑，让人健康，战胜癌症！

重视精神因素

癌症的发病与精神因素有很大关系。长期的精神压抑，严重的精神创伤，如亲人去世、婚姻破裂，可能会影响到神经内分泌、免疫系统、心血管系统的功能，引起机体内环境的改变，容易诱发癌症。有调查发现，65%的患者在癌症症状出现前的4年就有直系亲属死亡及社会关系的崩溃。

有学者对出生后8~18个月的2组小白鼠进行了14个月的对比研究，其中一组小白鼠放在摇床上不停旋转，结果80%~100%的小白鼠得了肿瘤，而另一组放在非常安静的环境中，结果只有7%的小白鼠得了癌症，从而推论精神紧张极易诱发癌症。

科学家通过大量临床病例分析和动物实验指出，当人受到突然事件的刺激时，刺激信号传到下丘脑，并作出两种反应，一是影响免疫系统；二是调节脑垂体的功能活动。脑垂体是人体内分泌的指挥器官，在上述不良刺激的影响下，脑垂体对内分泌的平衡调节功能降低，使内分泌紊乱进而影响人体免疫功能，胸腺、淋巴结等淋巴器官功能低下，血液中淋巴细胞数量下降。人体免疫功能的降低，促进了癌细胞的发生与发展。

癌症会给患者带来巨大的精神压力，同时会引起免疫功能、内分泌的改变，因此癌症患者中有30%左右伴有焦虑抑郁等情绪。惟有好的心态，愉快的情绪，才可以提升免疫力，改善癌症患者的预后，延长生存时间。

有研究表明，情绪因素是乳腺癌的诱因之一。婚姻家庭、工作学习、社会生活、人际关系、自我健康等不良事件，作为一种应激源，作用于人体，会产生不良的精神刺激，对生活、工作和学习造成压力，并通过影响神经、内分泌和免疫功能，使免疫监督能力减低，对肿瘤的发生、发展产生影响。

长期精神压抑者，长期紧张焦虑者，受过剧烈精神刺激的人，更应调整心态，放松心情。得了癌症，往往出现以焦虑和忧郁为特征的情感上的紊乱，对生活持消极态度。这时需要有一个好心情。

中医将精神神志变化概括为七情，即喜、怒、忧、思、悲、恐、惊。当受到各种精神刺激，情绪会出现波动，引起阴阳失调，气血不和，脏腑功能紊乱，进而正气耗损，从而促使包括癌症在内的许多疾病的发生和发展。特别强调肝主疏泄功能的发挥在防治癌症中的作用。肝疏泄功能的发挥正常，人体气机调畅，各组织器官的生理活动也就正常有序。元代医家朱丹溪说："气血冲和，万病不生，一有怫郁，诸病生焉。故人身诸病，多生于郁。"认为气、血、痰、湿、火、食六者的郁滞，均可致人为病，六者既可单独为病，亦可合而致之。其主要病理症结在于气机郁滞。《格致余论》中设有"乳硬论"，分析乳癌病机，"忧怒郁闷，昕夕积累，脾气消阻，肝气横逆，遂成隐核"。论中还指出，其病发展缓慢，如能早防早治，"于始生之际，便能消释病根，使心清神安，然后施之以治法，亦有可安之理"。

排解忧郁情绪，最有效的方法是开心。如果人是快乐的，大脑就会分泌一种叫多巴胺的有益的神经递质，而整天焦躁不安，怒气攻心，大脑产生过量的去甲肾上腺素和肾上腺素，对身体有害。好心情是身体平衡机制，真正发自内心的欢笑，让人健康、疾病祛除；不良的精神影响，则会导致疾病的发生，乃至恶化。好心情不生癌，好心情有助于战胜癌症！

防治小知识

名医朱丹溪的六郁说

《丹溪心法》设有六郁专篇，论述六郁病症。指出，气血冲和，万病不生，一有怫郁，诸病生焉。故人身诸病，多生于郁。拟制了越鞠丸专方，用于解诸郁。用药有苍术、香附、川芎、神曲、栀子。其传人戴元礼作了进一步发挥：郁者，结聚而不得发越也。当升者不得升，当降者不得降，当变化者不得变化也，此为传化失常，六郁之病见矣。气郁者，胸胁痛，脉沉涩；湿郁者，周身走痛，或关节痛，遇阴寒则发，脉沉细；痰郁者，动则喘，寸口脉沉滑；热郁者，瞀闷，小便赤，脉沉数；血郁者，四肢无力，能食便红，脉沉；食郁者，嗳酸，腹饱不能食，人迎脉平和，气口脉紧盛者是也。

消除癌症阴影

章女士，62岁。12年前金银饰品厂退休，原本打算好好安排生活，享受晚年，没想到一次检查让她终生忧郁，恍惚度日。

她诉说，当年3月退休，6月时得了一次感冒，在医院诊治时，主治医师摸了摸她的颈部，说是需要进一步检查。她在惶恐中接受了静脉造影。她说，先后两天打了两次药水，当时就感到有疑虑，这么复杂？后来诊断出来癌症，把她吓瘫了，整晚无法入睡。随后接受手术治疗，结果病理诊断出来，是良性结节不是恶性。虽然癌症的帽子摘掉了，但心里的阴影落下了。

手术治疗后，她的睡眠变得恶劣了，入睡难，做恶梦，经常梦见故人。喉部里外都痛，经常泛酸水，恶风寒，皮肤经常起鸡皮疙瘩，要喝热开水，胸以上部位出汗，晚上多见，下肢凉。西医诊断为抑郁症，给服镇静剂。

2021年3月22日来诊，精神疲乏，面色萎黄暗滞，头晕耳鸣，遇事善忘，喉间不适，胃纳差，胃中有挤压感，时有胀痛，吃维生素 B_{12} 会出现白苔，腰痛，多关节痛，大便干涩，皮肤瘙痒，换季节时加重。苔浊腻，边有齿痕，舌暗淡，脉弦细。辨证：肝郁湿阻。用药：藿香9g，厚朴花6g，茯神15g，炒苍术12g，焦山栀9g，砂仁3g，沉香曲6g，百合12g，石菖蒲9g，生白术12g，炒枳实12g，丹参12g，远志6g，川芎9g。

4月5日二诊。上药服至第10剂时，胃中松开了，咽喉舒适，腰痛消除，睡眠好转。刻诊腻苔退去不少，但胃纳仍差，大便干涩，喉间有痰，小腹时胀，不时有游走性风疹、发痒，有时会紧张、手足抖、咬牙。苔白腻，舌淡，脉弦。前方加用缓肝之品，砂仁易豆蔻6g，川芎易郁金9g，制首乌易制大黄9g，加徐长卿9g，蝉衣3g。

此后，章女士有3次续诊，身体恢复良好。她高兴地说："是施主任打消了我的疑虑，治好了我的睡眠病症。"

警惕不良暗示

一位年轻的女性患者，产后未哺乳，有人告诉她，不哺乳容易得乳腺癌。在一次就诊中，专家告诫她，肺癌有很大的遗传性。她想到自己父亲是肺癌去世的，结合从未哺乳这件事，就忧心忡忡起来，精神压力日增，结果没多久真的患上了乳腺癌。有分析，虽然患癌有其他多种原因，但易患癌的暗示、长期的患癌担忧，无疑在其中起到了一定的作用。

放得下，想得开

小丽是我治疗的众多肿瘤患者中的一位，是令我印象十分深刻的一位。

她不到40岁，女儿已经上学了，单位和家庭都很好。在一次单位的常规体检中，查出了右髋关节部位软组织肉瘤。这是一种比较罕见的肿瘤，没有明显症状，但是却给这个家庭带来了不少麻烦。

年初，刚过元旦没几天，她就在老公和父母的陪同下找到了北京同仁堂。当时，她已经在医院进行了6次化疗，对身体的伤害程度可想而知。她经人介绍，迫不及待地找到我吃中药，她说，住院期间实在是吃够苦头了。

我清楚地记得，她第一次来的时候头上还罩着医用网兜，面色萎黄，精神萎靡，一脸的苦相，看起来浑身上下都很难受。把脉时发现她的手指都是发黑的，指甲上的小月牙发紫。她说，自己连走一步路的力气都没有，只感觉烦热、夜里大量出汗。

查阅门诊记录，从2017年1月7日到现在，小丽一直坚持看病吃药，每次都是在老公的陪同下来的，基本上都是开两个星期的药，从没间断。

在这一年的时间里，我和我的女儿，还有诊室里的一些老病人，都对小丽印象深刻。

一方面是看到她的状态一天天变得好起来，尤其是入夏以后，她的头发长长了，也喜欢打扮了，精神状态好了很多，看上去一点都不像肿瘤病人。另一方面，她的老公确实是个贴心的好老公，每次都陪伴左右，从不落下。还为妻子准备了虫草、枫斗、灵芝孢子粉等滋补品，时不时就来向我咨询食用方法。

有这方面疾病的患者很容易有心理方面的负担，容易东想西想，从而出现失眠、心神不定等问题。但小丽在就诊期间，除了出现过一些外感疾病和关节疾病，并没有什么心理方面的压力，她说，主要是自己放得下，想得开，该吃吃，该玩玩，心情调节得好；还有是老公的关爱，生活上的照顾和精神上的抚慰。

防治小知识

好心情，有健康

决定人健康的因素很多，主要有：遗传占15%，社会环境占10%，自然环境占7%，医疗条件占8%，生活方式占60%。其中人为可控制因素占到了一大半，所以说健康掌握在自己手中。做好精神调养，有个好心情，是自己把控健康、防治癌症的好方法。

食物选用有讲究

　　蔬菜具有一定的防癌作用，如红薯、芦笋、花椰菜、卷心菜、芹菜、茄子、甜椒、胡萝卜、黄花菜、荠菜、茎蓝、芥菜、雪里蕻、番茄、大葱、大蒜、黄瓜、白菜；但是，对证选用最重要。合理饮食，重要的是合乎科学要求的"营养金字塔"膳食结构，均衡饮食有助于癌症防治。食物有寒热温凉，食性各不相同，根据食性来选食。癌症康复过程中，各阶段有不同的饮食营养要求，按不同病证选用，按不同疾病阶段选用，按不同时节选用，让饮食调养成为癌症防治和康复的重要手段。

根据抗癌功用选用

日本国立癌症预防研究所曾通过对26万人的饮食与癌的关系统计调查，结果发现每日吃蔬菜的人比不吃蔬菜的人，癌症发病率要低30%~50%，说明蔬菜具有一定的防癌作用。

研究者通过对40多种蔬菜抗癌成分的分析及实验性抑癌试验，最后，从高到低排出了对肿瘤有显著抑制效应的常食蔬菜名单：红薯、芦笋、花椰菜、卷心菜、芹菜、茄子、甜椒、胡萝卜、黄花菜、荠菜、苤蓝、芥菜、雪里蕻、番茄、大葱、大蒜、黄瓜、白菜。

而这些食物由于营养成分不同，功用也有差异。

红薯、芦笋、胡萝卜等，纤维素含量高，有助于防治胃肠道癌症。

芦笋能将体内芳香类物质排出，对抗癌有效，并能防止癌细胞扩散，除了防癌，癌症患者也宜多吃。

卷心菜富含叶酸，这是甘蓝类蔬菜的一个优点。它能提高人体免疫力，预防感冒，有益于癌症防治。

芹菜是高纤维食物，经肠内消化作用会产生木质素或肠内脂，这类物质是一种抗氧化剂，高浓度时可抑制肠内细菌产生致癌物。它还可以加快粪便在肠内的运转时间，减少致癌物与结肠黏膜的接触，达到预防结肠癌的目的。

甜椒含丰富维生素C和维生素B及胡萝卜素，可抗白内障、心脏病和癌症。越红的甜椒营养越多，所含的维生素C远胜于柑橘类水果。

苤蓝为深色蔬菜，有抗癌作用。研究表明，蔬菜的颜色越深，其抗氧化剂含量越高，对抗癌越有帮助。

大蒜和大葱含蒜素和蒜辣素，能激活人体巨噬细胞，增强机体免疫力等作用，并能减少体内致癌物亚硝酸的产生。研究发现，葱、蒜中含有抑制肠癌、胃癌、肺癌和肝癌的有效成分。

黄瓜富含纤维素，能促进肠中腐败食物的排泄和降低胆固醇的浓度，它所含的葫芦素有抗癌的作用；所含的丙醇二酸，可抑制糖类转化为脂肪，有助于减肥；还富含对人体有益的维生素A、维生素C和钾等矿物质，对减肥、抗癌均有作用。

此外，卷心菜、菜花、芹菜、茄子、甜椒、荠菜、苤蓝的维生素含量丰富，并含多种具有抗癌作用的成分，防治癌症可多选食。

专病有专食

中医讲究辨证施治，但并不排斥辨病施治，专病用专药。因为一种疾病的发生发展变化有其独特的内在规律，尽管不同阶段病症表现有异，但有其相同的实质，故可辨病而施治。食疗也是如此。可根据某一病的特殊性而选用特种食物进行防治。如《太平圣惠方》用一味昆布治疗瘿气结核，瘰疬肿硬。临床用一味薏苡仁治疗肺痈、肠痈、赘疣、癌肿。

根据膳食结构选用

癌症是可以预防的。许多食物能够增强机体抵抗力，抑制癌细胞，起到一定的防癌、抗癌作用，合理的饮食可以减少癌症的发生。

合理饮食，最重要的是合乎科学要求的"营养金字塔"膳食结构。

"金字塔"结构的底层，要求达到饮食量的65%，主要是碳水化合物，供给人体所需的热能。其中55%来自于复合碳水化合物，如大米饭、面食等；10%来自于水果。

"金字塔"的第二层是纤维素。纤维素对人体健康具有许多重要的功能，能通便，清除肠道内"垃圾"和毒素，而起到防癌作用。一般从每天10~20g增至25~30g。

"金字塔"的第三层是脂肪，其对于预防乳腺癌、肠癌及前列腺癌均有益处。应占每日膳食总热量的20%~30%。

"金字塔"的第四层是蛋白质，来源于动植物食品，值得推荐的是豆类和鱼类蛋白质，应占每日膳食总热量的15%。

要注意摄取含有丰富蛋白质、氨基酸，高维生素及高营养（高饱和脂肪饮食除外）的食物。蛋白质应包括一定数量的动物蛋白质和较为丰富的植物蛋白质。新鲜蔬菜包括富含胡萝卜素和维生素C的深绿色蔬菜和深黄色蔬菜。提倡摄入全谷食物，保证有足量的微量元素及纤维素。

均衡饮食与癌症防治

均衡饮食是防治癌症的饮食基础。碳水化合物、脂肪、蛋白质和纤维素是饮食的基本要素，这些基本要素来源于一日三餐。如果能将饭菜中的基本要素合理搭配，就能保持良好的营养供给。

根据不同食性选用

食物有寒热温凉，食性各不相同。

先说凉性食物及其功用。人的体质或病症属于热的，多有面红目赤、口干口苦、喜欢冷饮、小便短黄、大便干结等表现，适宜于选用芹菜、茄子、荠菜、苤蓝、番茄、黄瓜、白菜等属于凉性的食物。

有些人吃了紫菜、海带，会大便稀烂，或夹有未消化的食物残渣，说明体质或病症是属于寒的，不宜再吃了。或者在烹饪时加点姜末、蒜泥，制约其寒，试着继续食用。白菜、黄瓜偏于凉，虽不会像吃紫菜、海带那样出现明显的反应，但对于脾胃虚寒者，即平时就多腹痛、大便溏泻、口不渴、手足不温者，就要引起重视了，要掌握好食用量，进行合理烹饪。

同是祛火，不同食物有不同的脏腑归属，梨清肺热，荸荠清胃热，香蕉清大肠热，选用时也要考虑到不同食物的特殊作用。

再说温性食物及其功用。人的体质或病症属于寒的，多有面色苍白、口淡不渴、手足不温、小便清长、大便稀烂等表现，适宜于选用红薯、甜椒、芥菜、雪里蕻、大葱、大蒜等属于温性的食物。

有些人吃了生姜、大蒜会有上火的表现，口角生疮，口腔溃疡，口渴烦热，大便干结，说明体质或病症是属于热的，就不要继续食用了。

你知道四性吗

四性，是中医基于对药性的寒、凉、温、热的分类。寒、热、温、凉四种不同性质的药物，其中寒与凉、热与温有其共性，是程度上的不同，温次于热，凉次于寒。热温性的用于寒凉属性的病症，寒凉性的用于温热性的病症。食物与之相类，指导人们对食物的选用，用于养生保健和祛病康复。

根据康复需求选用

中医讲究辨证，应根据不同的病证、所处阶段、时令特点采用相应的食物进行保健。

不同病证的食物选用

需要根据个人的年龄、性别、体质、生活习惯等不同特点，采取适合个人特点的食物进行调补。

如有倦怠乏力、语声低微、懒言少动、动则气急、面色㿠白、头面四肢浮肿、饮食不香、肠鸣便溏、易患感冒的，为气虚，可选用牛肉、鸡肉、鲢鱼、鳝鱼、桂鱼、大枣、花生、山药等。

如有面色苍白、头晕眼花、耳鸣耳聋、心烦失眠、指甲口唇淡、妇女闭经或经少、白细胞、红细胞、血小板减少等，属于血虚，可选用牛肝、羊肝、鸡蛋、阿胶、乌贼、章鱼、大枣、桑椹、龙眼肉、葡萄、苋菜、菠菜、藕、黑芝麻等。

如有口干咽燥、口渴喜冷饮、大便干燥、小便短赤，或午后低热、盗汗等，为阴虚，可选用鸭肉、猪肉、鸡蛋、牛奶、甲鱼、龟肉、干贝、海参、蛤蜊、蚌肉、乌贼、梨、枸杞、燕窝、银耳等。

如有畏寒肢冷、体温偏低、手足发凉，或腰背怕冷，大便经常稀薄不成形，小便清长、频数，或溺后余沥，或阳萎的，为阳虚，可选用雀肉、荔枝、蛤蚧等。

不同疾病阶段的食物选用

根据疾病的不同治疗阶段，如手术期、化疗期、放疗期的不同，给予不同的食物。

癌症术后，多气血亏虚，脾胃虚弱，有疲乏无力、纳差、大小便不调等，需要理脾胃，补益气血，可选用萝卜、胡萝卜、菠菜、番茄、扁豆、山药、薏苡仁、大枣、山楂、龙眼肉、糯米、黑木耳、核桃、柠檬、柑橘等。

放射治疗期，阴津损伤，有口干舌燥、舌红光剥等表现，应多吃滋润清淡食物，可选用荸荠、菱角、莲藕、梨、银耳、莲子、冬瓜、西瓜、绿豆、芦笋、海蜇、甲鱼、香菇、哈密瓜、枇杷、蜂蜜等。

化疗期会有消化道反应和白细胞减少、贫血等，要注意增加食欲和营养丰富的食品，健脾和胃，补骨生髓，可选用山药、薏苡仁、山楂、蜂王浆、柑橘、猴头菇、番茄、萝卜、鸡肉、鸡蛋、黑木耳等。

不同时节的食物选用

根据春夏秋冬四时气候的变化来选用食物，即因时选食。

春天应多吃辛味食物，促进生发，可选食韭菜、香椿头、豌头苗、荠菜、蒜苗等。

夏季应清养，可选用扁豆、绿豆、西瓜、乌梅、苦瓜、黄瓜、菱角、番茄、鲜藕等。

秋季应养阴滋补，可选用鸡、鸭、牛奶、鱼、莲子、银耳、大枣、百合、栗子、银耳、燕窝、花生等。

冬季应温养补益，可选用牛肉、鹿肉、核桃肉、大枣等。

饮食调养与癌症防治

饮食调养是癌症防治和康复的重要手段。合理适当的营养，改善营养状况，可使癌症患者更好地接受手术、化疗、放疗、免疫治疗，调动和保护机体的抗病能力，提高机体的免疫功能，延长生命，乃至促进康复。

抗癌食物举例

　　本章介绍薏苡仁、红薯、芦笋、香菇、胡萝卜、萝卜、菱、番茄、海带、绿豆芽、茄子、梨的抗癌作用、食用方法，并作菜肴举例。如说薏苡仁，味甘淡，健脾助祛湿，讲述其功用；先浸再煮，可至酥烂，介绍烹饪方法；薏苡仁防治肿瘤好，说的是国医大师对它的推崇；芦笋烧薏苡仁、薏苡仁冬瓜羹、山药薏苡蒸野鸭、鲜藕薏苡仁粥是可供操作的示范性举例。

祛湿多吃薏苡仁

薏苡仁性凉，味甘、淡，功能利水渗湿，健脾止泻。它善祛湿，所以水湿阻滞，胃胀食少，大便溏泻者，首先考虑选用。

味甘淡，健脾助祛湿

薏苡仁含有的薏苡仁酯是有效的抗癌成分，能抑制艾氏腹水癌生长，对横纹肌有抑制作用，用于防治胃癌、宫颈癌，能改善症状，提高生存质量。薏苡仁的醇或水提取物对实验动物的多种癌，包括艾氏腹水癌、宫颈癌、腹水型肝癌、腹水癌均有一定的抑制作用，有些成分可使细胞核分裂停止于中期。癌症患者多吃薏苡仁，对祛癌毒，缓解放疗、化疗的不良反应，升高白细胞，减少癌症胸腹水，改善消化吸收功能等有帮助。

先浸再煮，可至酥烂

薏苡仁不易烧酥，烹制时先加水浸半天，然后放汽锅中，隔水蒸至汽锅鸣响3分钟住火，候凉倒出，再与其他原料烹饪，可使薏苡仁酥软。

薏苡仁可加米煮粥，也可加大枣、山药等炖煮食用。喜欢磨豆浆的朋友，可将薏苡仁当作五谷杂粮，加到黄豆或杂粮中磨浆饮用。

薏苡仁作菜肴时，先经过浸洗、汽锅蒸，再与各种食物炖煮，常用菜肴有薏苡仁炖猪肘、薏苡仁炖排骨等。将薏苡仁合芹菜烩炒，点点薏苡仁散落芹菜上面，有个好听的菜名——蚂蚁上树。

薏苡仁防治肿瘤好

国医大师何任对薏苡仁的抗肿瘤作用十分赞许。有一次，记者看到何老给四位病人开的方子上都有薏苡仁60g，问其原因，何老回答：很多年前，我看过一个病人，肠上长了很多息肉，我试着让他每天早晨空腹吃薏苡仁粥，半年后复查，片子上证实肠干干净净了！那时候开始，就知道了薏苡仁对防治肿瘤有很好的作用。后来自己也坚持吃，一直都没间断。

菜肴举例

（1）芦笋烧薏苡仁

原料：芦笋、薏苡仁和火腿肉。

做法：芦笋切去较老的茎，去皮，或切掉一段，保留鸡皮疙瘩部，洗净，下沸水锅中焯一下；薏苡仁加水浸半天，放高压锅中蒸30分钟取出备用；火腿肉用温水洗过，切成细末。炒锅放旺火上，放菜油烧至七成热，下芦笋段、薏苡仁、火腿肉末煸炒几下，放少量水，用中火烧5分钟，放盐调好味食用。

（2）薏苡仁冬瓜羹

原料：薏苡仁、冬瓜。

做法：冬瓜洗净，切成小块；薏苡仁洗净，加水浸2小时。先将薏苡仁放高压锅中炖20分钟，然后将冬瓜块一并放入，加生姜片、精盐，用小火炖煮1小时，佐餐食用。

（3）山药薏苡蒸野鸭

原料：野鸭、党参、怀山药、薏苡仁、鸡内金、甘草。

做法：宰鸭，去内脏，入沸水中氽一下；党参、山药、薏苡仁、鸡内金、甘草烘干，加工成粉末备用。将中药粉末放碗内，加黄酒、精盐、胡椒粉调和，抹在鸭身内外。将鸭放盆内，加生姜片、葱段，腌渍15分钟。将盛鸭的盆子，用湿棉纸封口后放笼内，盖好，用旺火烧开，改用中火蒸2小时，揭去湿棉纸，拣去姜、葱食用。

（4）鲜藕薏苡仁粥

原料：鲜藕、薏苡仁。

做法：鲜藕洗净，去皮节，切成厚片；薏苡仁加水浸半天。先将薏苡仁放高压锅中煮20分钟，再与藕片同放锅中，加水足量，用旺火烧沸后，改用小火煮至薏苡仁熟烂，加糖调味，作早餐或点心食用。

怎样煮药粥

　　煮粥多选用粳米，一次加足水，先用旺火煮开，再改用中小火，煮至粥汤稠浓即成。有时不用米，选用薏苡仁、赤小豆等，如法炖煮，用作保健食用。煮粥时可以配用不同的药物，使其能达到较好的保健或治病效果。如配有山药、茯苓、党参、枸杞子等中药的，可直接放入同煮；凡药材质地坚硬、不易煎烂或不能直接服用的，如何首乌、肉苁蓉、当归、黄芪、石膏等，可先加水煎煮取汁；有些含淀粉类的中药，如薏苡仁、芡实、菱、藕等，可磨作粉调入。

肠燥便秘吃红薯

补脾功同山药

红薯，性平味甘，有补脾益胃、生津润燥的药用价值。《本草纲目》说它"补虚乏，益气力，健脾胃，强肾阴，功同薯蓣。"薯蓣，即山药，是健脾补虚的有效中药。"功同薯蓣"，是肯定红薯有与山药相当的补益作用，脾胃虚弱，食欲不振，短气乏力，肠燥便秘者，宜于食用。

日本学者对蔬菜的抗癌效果研究发现，蔬菜中以熟红薯、生红薯对癌的抑制率为最强，分别为98.7%和94.4%，排在第1位和第2位。

红薯富含赖氨酸、胡萝卜素，可促使上皮细胞正常成熟，抑制上皮细胞异常分化，消除有致癌作用的氧自由基，阻止致癌物与细胞核中的蛋白质结合，促进人体免疫力增强，因而对皮肤癌、鼻咽癌、喉癌、子宫癌、胃癌、睾丸癌、卵巢癌等有防治作用。

红薯中含有抑制癌细胞生长的抗癌物质，红薯制作淀粉后的残渣中也含有抑制癌细胞增殖的物质。红薯能抑制癌细胞的物质是一种糖脂，其根和叶等部分都含有这种糖脂。

红薯含纤维素较多，可在肠内吸收大量水分，增加粪便体积，能通便，预防结肠癌。另有研究发现，红薯中有一种叫脱氢表雄酮的物质，对防治癌症也有帮助。

开水下锅，蒸熟煮透

红薯可当水果生食，可煮熟当主食，可煮汤做羹、作点心，也可与其他果蔬一并做菜肴食用。

在美国、日本，除了大人普遍食用外，红薯还被当作婴幼儿食品的添加剂，取20%~30%的薯泥、薯粉掺到米面中，做成各种面食或点心。这样食用，既可增加营养，也不会出现腹胀和泛酸。

薯茎、薯叶也含有红薯同类成分，可清炒食用，味美滑嫩。炒薯茎：

取嫩茎放沸水中煮沸，切段。炒锅放菜油烧至七成熟，下薯茎煸炒3分钟，放精盐翻炒几下，加高汤煮2分钟，即可食用。炒薯叶：取鲜嫩薯叶洗净，沥干水，入油锅内快速煸炒，见叶瘪锅底有汁水时，调好味食用。

吃红薯小窍门

吃红薯后易腹胀反酸，避免的方法是改正烹饪方法和吃法。将红薯开水下锅，久煮久蒸，可将其中大部分氧化酶破坏，从而减少二氧化碳的产生；如把切好的红薯放到淡盐水中浸泡10分钟，然后洗净再煮，可破坏氧化酶，吃后的腹胀、反酸现象会大大减少。不要吃得过饱，并与米、面搭配着吃，或者和豆类食物一起吃，同时吃些咸菜或喝点咸汤，能减少胃酸产生。

菜肴举例

（1）红薯粥

原料：红薯、粳米。

做法：红薯洗净，削去皮，切成小块；粳米淘洗净。将米和红薯一并放锅中，加水煮粥，咸甜随意，作点心或主食吃。

（2）红薯羹

原料：红薯、苹果、山药、茭白、肉末、年糕。

做法：红薯洗净，削去皮；苹果洗净，去皮、籽；鲜山药洗净，去皮；茭白取净肉。以上所用原料，均切成细丁，一并放锅中，加水煮至熟，年糕切成丁放入，煮3分钟，用湿淀粉调味，加糖食用。

（3）葱炒薯丝

原料：红薯、葱。

做法：红薯去皮，洗净，切成丝。炒锅放火上烧热，放菜油烧至七成热，下薯丝煸炒片刻，加清水焖烧5~10分钟，放葱花、精盐拌炒匀食用。

（4）红薯粉蒸肉

原料：五花肉、米粉面、红薯、生姜。

做法：将五花肉洗净切片，红薯切块，生姜切粒备用。把切好的五花肉放在大碗中，加生姜，放酱油、盐、花椒油、豆瓣酱、鸡精、糖拌匀，拌入米粉面，混合均匀，让每片肉都沾上米粉面，腌10分钟使之入味。把切好的红薯块拌点米粉面。用一个大点的钵，把肉放下面，红薯放上面码好，放锅中，中火蒸2小时。出锅后反扣盘上，撒葱花或香菜食用。

防治小知识

少吃烤红薯

红薯中含有氧化酶的物质，在消化道有发酵作用，使胃肠道产生过量的二氧化碳和胃酸，会出现腹胀、胃酸、放屁等不适，而烤过的红薯尤为突出。另一原因是，烤红薯通常用煤炭或木炭烤制，会受到烟火中的苯并芘的污染，而苯并芘是国际公认的致癌物质，吃烤红薯会摄入这种致癌物质，危害健康，所以尽量不吃或少吃烤红薯。

芦笋防治癌症

芦笋为百合科植物石刁柏的嫩茎，肉细嫩柔软，含有丰富的糖类、蛋白质及多种维生素，营养丰富。它还含有特殊的营养成分，包括天冬酰胺和多种甾体皂苷、叶酸、甘露聚糖等，有助于消除疲劳，增强体质，对心脏病、高血压、心率过速、水肿、肠胃病、膀胱炎及视力衰退等均有辅助疗效。

健脾气，生津液，祛痰咳

芦笋，性寒，味甘、苦，功能健脾益气，滋阴润燥，生津解渴，化痰止咳。脾虚气弱，阴津不足，痰嗽不止者，宜于选用。

芦笋还含抗癌有效成分天冬酰胺及抗癌微量元素硒，对各种癌症均有效，故称之为"防癌治癌的蔬菜"。

丁、片、块随意

拿到芦笋后，保留鸡皮疙瘩部，较老的茎可去皮或切掉一段，洗净后先下沸水中焯一下，再按所需形状切好，然后烧制，切丁、片、块随意。

菜肴举例

（1）番茄芦笋
原料：芦笋、番茄酱。

做法：将芦笋切成丁，入热油锅中煸炒，加少量水焖熟，放番茄酱、白糖，炒匀装盘，淋上芝麻油食用。

（2）芦笋糜汤

原料：芦笋罐头。

做法：将芦笋罐头倒搅拌器中，绞成细糜备用。每天早晚各取2匙，用开水冲饮。

（3）香菇炒芦笋

原料：芦笋、香菇。

做法：香菇加温水浸发，洗净，一切为二；芦笋洗净，切去质老部分，取嫩者切成段。炒锅放油烧至七成热，下芦笋段煸炒一下，加入香菇，放酱油、精盐、白糖、清汤，用小火煸炒2分钟，改用急火烧开，用湿淀粉勾芡，淋上芝麻油即成。

（4）芦笋炒肉丝

原料：芦笋、猪肉。

做法：芦笋洗净，切成3cm长的段；瘦猪肉洗净，切成丝，放碗中，加湿淀粉、精盐、料酒，拌匀上浆。将上好浆的肉丝入油锅煸炒一下，放入芦笋煸炒片刻，加入水适量，加盖焖至熟时，加盐调好味食用。

烹饪时如何判断油温

油温分温油、热油和旺油。油温在60~100℃时称温油，油面较平静，无青烟，无响声，俗称油温三四成热，一般用于油发原料。油温在110~170℃称热油，油面四周向中间翻动，微有青烟，俗称油温五六成热，一般加底油用热油烹制，如烧、煎、烩等。油温在180~240℃称旺油，油面仍较平静，有青烟，用锅铲搅动会有响声，俗称油温七八成热。一般用于炸、爆、炒等。

香菇抗癌好

补脾开胃、益气活血

香菇，性平味甘，功能补脾胃、益气、活血、降血压、抗癌。高血压、冠心病患者，以及有抗癌、防癌需求者，均适宜食用。

香菇中含有多量的香菇多糖，有较强的抗肿瘤功效，在激活T淋巴细胞中具有强烈的宿主介导性，表现出抗癌活性，能提高对肺癌、胃癌、食管癌、肠癌、宫颈癌、白血病等多种癌症的治疗效果，增强机体免疫系统对病毒和癌细胞的防御功能。它能杀伤肿瘤细胞的活性，从而延长癌症患者的生存期。癌症初起，经常食用香菇，可使癌细胞消除。在化疗的同时食用，可收到辅助治疗效果。各种癌患者在手术后经常煮食香菇，有抑制癌细胞转移的功效。

用80℃热水浸泡

挑选香菇时，要注意香菇的品质，色鲜明、香气浓为好；干香菇以水分含量少者为佳；大小一样的以菌柄短、根小、重量大者为优。

用80℃的热水浸泡香菇，最能分解出其独特的鲜味。清洗时可在香菇泡透发软后，用手和筷子按照同一个方向来回搅动。

香菇可做出各种口味的菜肴。

认识香菇多糖

香菇多糖是香菇的主要有效成分，从香菇子实体中提取而来。香菇多糖具有抗病毒、抗肿瘤、调节免疫功能和刺激干扰素形成等作用。香菇多糖用于不能手术或复发性胃癌、肝癌、膀胱癌，能缓解症状，提高免疫功能，纠正微量元素失调。有报道，香菇多糖对正常机体并无免疫促进作用，但能使荷瘤式或感染后的机体的免疫应答得以提高。

菜肴举例

（1）美味香菇汤

原料：新鲜香菇、鲜肉（猪肉、牛肉均可）。

做法：香菇剪去蒂；肉切块、切丁、切片随意，用盐拌匀一下。香菇放碗中，把肉盖在香菇上，放进高压锅，盖好蒸10分钟，撒上葱花食用。

（2）香菇鸡粥

原料：香菇、鸡肉、粳米、青菜。

做法：香菇用温水泡软、剁碎，鸡肉剁成泥状，粳米淘净，青菜切碎。油锅热后，放葱花或生姜丝稍加煸炒，下鸡肉、香菇末翻炒，放酱油炒入味，粳米入锅中翻炒数下，使之均匀地与香菇、鸡肉等混合，加适量清水熬煮成粥，待熟后再放入碎青菜，用食盐调味食用。

（3）香菇烧菜心

原料：香菇、菜心。

做法：香菇洗一下，原只用，也可切成丝；菜心洗净，切碎。锅内放油烧热，下青菜煸炒，然后下香菇同炒，加入料酒、盐、鸡精、芝麻油，旺火急炒，青菜出水后，出锅食用。

（4）香菇排骨汤

原料：香菇、猪排骨、玉兰片。

做法：排骨剁碎，与香菇、玉兰片一并放锅中，煮沸2分钟后捞出沥水。再将排骨、香菇、玉兰片放锅中，加水盖好，炖至排骨熟透，放精盐、料酒调好味食用。

防治小知识

炖的烹饪方法

先将食物和药物分别洗净，同时下锅，一次加足量水，并放好配料，置武火上烧沸，打去浮沫，再用文火炖至熟烂，加调料食用。如有动物性主料，应先以清水洗净，在沸水中烫去血污和腥膻味。还有一种隔水炖法，是将炖制的食物、药物放炖碗或炖钵内，密盖后，放锅中，锅内放适量水，隔水炖。炖制中要提防锅内水分蒸发，及时加水。由于采用本法烹制，密封程度高，可做到原汁原味，保存药性。

胡萝卜养肝明目

健脾胃，养肝明目

胡萝卜，性平味甘，功能健脾和胃，养肝明目，清热解毒，降气止咳，肠胃不适、便秘、夜盲症、小儿营养不良等，可多食用。

胡萝卜含有干扰素诱生剂，能抑制癌肿。胡萝卜中含有较多的胡萝卜素，能转变成维生素A，有助于增强机体的免疫功能，在预防上皮细胞癌变的过程中具有重要作用。胡萝卜中的木质素可以提高机体的抗癌免疫力。

胡萝卜还含有较多的叶酸，也有抗癌的作用。研究证实，每天吃2根胡萝卜，可使血中胆固醇降低10%~20%，每天吃3根胡萝卜，有助于预防心脏疾病和肿瘤。它对肺癌的预防作用非常突出，尤其是吸烟的人，常吃胡萝卜，肺癌的发病机会会显著减少。

切块炖着吃

胡萝卜所含的类胡萝卜素为脂溶性的，与脂类结合才可以酶解，生吃胡萝卜，类胡萝卜素因没有脂肪很难吸收，从而造成浪费。所以，以煮熟吃为好，最科学的方法是切块和肉一起炖着吃。

烹调中类胡萝卜素比较稳定，把胡萝卜切成片，用油炒6~12分钟，胡萝卜素的保存率为89%；切成块加调味品炖20~30分钟，胡萝卜素的保存率为93%；如果切成块再加调味品和肉，用压力锅炖20~30分钟，胡萝卜素的保存率可高于95%。

有的胡萝卜头部发绿，发绿部分有苦味，不能吃，烹饪前应当削去。

白萝卜的维生素C含量很高，但如和胡萝卜混合，就会使维生素C丧失。胡萝卜中含有一种叫抗坏血酸的分解酵素，会破坏白萝卜中的维生素C，所以胡萝卜与白萝卜不宜同吃。

菜肴举例

（1）苹果橘子胡萝卜汁

原料：胡萝卜、苹果、橘子、蜂蜜。

做法：胡萝卜、苹果、橘子均宜选取新鲜者，洗净。胡萝卜切成小块；苹果切开，剔除果核；橘子剥皮去核，三物一并放榨汁机中榨取汁。将果汁倒杯中，加蜂蜜搅匀饮服。

（2）胡萝卜香烧小排

原料：小肋排、胡萝卜、香菜、生姜、蒜瓣、辣椒、花椒。

做法：排骨切好，放沸水中焯3分钟，清水洗净；胡萝卜洗净，切成滚刀块。锅烧热，放入排骨翻炒，至四面发白铲起；锅烧热放油，入姜、蒜、辣椒、花椒煸出香味，放胡萝卜煸炒2~3分钟，入排骨煸炒2分钟，然后加料酒、酱油，再加水没过排骨，先大火烧开，再改小火炖，至锅内水快干时，加入香菜、小葱，调好味食用。

（3）胡萝卜滚豆腐

原料：胡萝卜、豆腐、青椒、肉丸、木耳。

做法：胡萝卜洗净，切成片；豆腐切成5cm大小的块，放沸水锅中烫一下，用漏勺捞起沥干，放油锅中煎炸至皮黄，盛起备用；青椒去皮、籽，切成条块；木耳加水泡发，切成小块；肉丸切成薄片。炒锅放旺火上，烧热后放油，烧至七成热，下胡萝卜、木耳、青椒煸炒，放入炸过的豆腐块，加高汤、精盐煮5分钟，调好味，淋上鸡油，撒上葱花即成。

（4）鸡肉萝卜砂锅

原料：鸡肉、胡萝卜、粉丝、番茄。

做法：嫩鸡肉用温水洗净，切成2.5cm见方的块，放盘内；番茄用沸水浸泡一下，切去蒂头，剥去皮，切成三角形的块；胡萝卜洗净，切成滚刀块；粉丝加温水浸软。炒锅放油烧至七成热，放葱段、生姜片，煸炒出香味，下鸡块，烹入黄酒，随即加盐，加清水没过肉块，烧沸，撇去浮沫，拣去葱结、生姜块，倒砂锅中。将砂锅放火上，放入胡萝卜块，用中火烧至胡萝卜酥，放入粉丝，加盐煮3分钟即成。

炒的烹饪方法

防治小知识

炒法是将原料加工成片、丝、条、块或丁等形状后，用旺火、热锅、热油、快炒的烹制方法。炒菜动作要敏捷，断生即可，以保持原料的原有味道，符合营养要求。生炒又叫煸炒，烹制时，火要旺，热锅热油，如是单一主料可一次下锅，如是多种主料，应先将质地老的下锅，质地嫩的后下。主料下锅后，用手勺反复拌炒，使其在短时间内均匀受热，待主料变色后，放入小料，再放调料，使主料浸透入味后再放配料。熟炒是将经过熟处理的动物性原料，改刀切成丝、丁、片、条等形状后，用旺火热油速炒。特点是用酱类调料多，色泽深红，再与绿色的青菜或青蒜相映衬，分外鲜嫩，口味鲜香，肉肥而不腻，色香味俱全。

萝卜消食积

消食积，祛痰咳

萝卜，性凉，味甘、辛，功能顺气消食，化痰止咳，清热利尿，肺癌、甲状腺癌、乳腺癌、恶性淋巴瘤患者常食，有助于控制肿瘤生长；消化道肿瘤患者常食，并有止呕、消胀、控制病情作用。

萝卜含有纤维木质素、维生素及酶类物质，有一定的抗癌作用。它还含有一种抗肿瘤的活性物质，能刺激细胞产生干扰素，对人的离体食管癌、胃癌、鼻咽癌、宫颈癌等细胞均有显著的抑制作用。

煮粥作膳，各随所喜

将萝卜洗净后切片或丝，加糖腌后食用。

榨取萝卜汁，加少量蜂蜜，搅匀后服用。

萝卜洗净，切成块，加水煮食，可放葱、姜调味。

可煮萝卜粥食用。将米与萝卜块一并下锅，加水煮至粥将成，放入葱段、精盐，稍沸几下，即可食用。

作菜肴的主料，作蔬食用。

菜肴举例

（1）萝卜蜜煎饮

原料：萝卜、蜂蜜。

做法：萝卜洗净，切成碎块，用榨汁机榨取汁，加蜂蜜，并加适量清水，煮沸2分钟，停火候凉饮服。

（2）萝卜鲫鱼汤

原料：萝卜、鲫鱼。

做法：萝卜洗净切块，鲫鱼去鳞及内脏洗净，一并放锅中，加清水煮20分钟，酌加食盐，佐餐食用。

（3）橄榄萝卜饮

原料：鲜橄榄、生萝卜、金银花。

做法：金银花放砂锅中，加水煎取汁，备用；生萝卜洗净，切成小块，鲜橄榄取肉去核，一并放榨汁机中榨取汁。然后，将萝卜、橄榄汁与金银花汁混合，分数次频饮。

（4）杏贝烧萝卜

原料：甜杏仁、川贝母、白萝卜。

做法：将萝卜切成丁粒。炒锅放旺火上，加菜油烧至七成热，放萝卜丁煸炒一下，下杏仁、川贝母，加水盖好，用小火炖煮10分钟，放盐调味食用。

烧的烹饪方法

烧法根据方法的不同，分为生烧、熟烧和干烧。生烧是将食物原料加工后，放热油锅中煸、炒、煎或炸后，加汤或水烧沸，撇去浮沫，改用中火或小火烧至软烂，再用旺火或中火收汁即成。其特点是质软耐嚼，色泽美观，汁浓味鲜。熟烧是将主料用油炸过后捞出，锅内留少量油，投入辅料、调料和汤汁烧透，再放回主料，用文火烧到汤快干时，用湿淀粉勾芡，淋上芝麻油出锅。熟烧菜的特点是质地软烂，油而不腻，味道鲜美。干烧的方法与红烧相似，但原料应炸得老些，汤汁要收干，不勾芡。干烧成的菜肴特点是质地细嫩，香味浓郁。

菱肉菱壳均抗癌

解热除烦渴，益气健脾胃

菱肉，性凉味甘，生食能清暑解热，除烦止渴，熟食能益气，健脾，养胃，多用于防治痔疮出血、痢疾、酒精中毒及癌症。慢性萎缩性胃炎伴肠化、肝硬化者，均宜食用。

菱肉含有一种能抗肝癌腹水的物质，对癌细胞有一定抑制作用。鲜菱肉加水煎取浓汁服用，用于治疗食管癌、胃癌、宫颈癌等。老菱的外壳有抗癌效果，可取菱壳晒干后研成粉末，加适量蜂蜜，冲入沸水，制成菱蜜茶服用。

生吃甘甜，烧熟滑嫩

菱肉生吃甘甜、爽口，烧熟则滑嫩。最简单的烹饪方法就是清炒，先去壳，把菱中间最大的一块剪一小口，把壳去掉；用盐把剥好的菱搓一下，使菱肉外表那层涩涩的东西去掉，再用清水洗净。锅加热放油，下菱肉炒一下，加盐，放水，至菱肉变透明即可食用。

菜肴举例

（1）鲜菱肉汤
原料：菱肉、紫菜。

做法：鲜菱肉去膜洗净，先切成薄片，再切成丝；紫菜扯成小块。将菱肉丝放锅内，加水足量，加盖煮沸3分钟，放入紫菜，加盐调味，淋上芝麻油即成。

（2）嫩菱烧豆腐

原料：菱肉、鲜蘑菇、豆腐。

做法：鲜菱肉去薄衣洗净，每只切作4块；鲜蘑菇剪去柄，洗净，一切为四；嫩豆腐切作小块。炒锅放油烧至七成熟，下菱肉拌炸一下，捞出沥干油；待油温回到七成热时，下蘑菇拌炸一下，捞出沥油。炒锅放油烧至七成热，放生姜丝煸出香味，下豆腐稍炸一下，加水，下菱肉、蘑菇，并放盐，加盖烧煮10分钟，调好味，淋上芝麻油，撒上葱花食用。

（3）菱角炖肉

原料：肥瘦相兼的肉、菱肉、生姜。

做法：鲜菱肉去薄衣洗净；肉切块，冲洗净血水，沥干水；生姜切成薄片；锅中放糖和油，炒出焦糖色，下肉块煸炒，最后加生姜片一起炒；肉块炒至变色后，加适量酱油和水炖煮15分钟。加入菱角肉，再加水、盐炖煮，煮至菱角软烂即成。

（4）菱肉鸡丁

原料：鸡肉、菱角、香菇、豌豆苗、红辣椒。

做法：将豆苗用开水烫过后铺底盘，红辣椒、水发香菇去蒂切丝，鸡肉切成厚片，划十字花刀，切成块。菱角以热开水高火煮5分钟后取出，与鸡丁、香菇及色拉油、精盐、酱油、淀粉、芝麻油拌匀。另取色拉油15g，用高火煮1分钟后，放入辣椒丝、葱末拌匀，再高火焖1分钟，放入鸡丁及菱角肉，高火焖3分钟后取出，排放在豆苗上即可。

菱抗癌小验方

菱角、诃子、薏苡仁、紫藤瘤（长在紫藤上的瘤）各10g，水煎服，一日2次，治食管癌、胃癌。每日用20~30个生菱角肉，加水煮成褐色浓汤，分2~3次服用，治疗宫颈癌、胃癌。粳米煮粥，煮至半熟时，加入菱角粉，同煮至熟，用适量红糖调味食用，用于防治胃癌、食管癌、宫颈癌。

酸甜番茄开胃菜

酸甜可口，生津开胃

番茄，性微寒，味甘、酸，功能清热解毒，凉血平肝，健胃消食，生津止渴，补肾利尿，降血压。它甜酸甜可口，味道极佳，有助于治疗热性病口渴、中暑烦热及胃热口苦等；肝炎、高血压、夜盲症、牙龈出血者，可多食用。

番茄中含有多量维生素C，有助于满足癌症患者对维生素C的特殊需求。它还含有一种与β胡萝卜素密切相关的抗氧化剂——番茄红素，有抑癌作用。有报道，多吃番茄和配有番茄的膳食有助于预防癌症，对于防治前列腺癌尤为有效。每周吃4次配有番茄的膳食，患前列腺癌的机会可能减少20%；每周吃8餐配有番茄的膳食，则可降低50%。

既当水果，又作菜肴

番茄既可以当水果，又可以当蔬菜，传统的吃法，取番茄与鸡蛋、肉片等烩炒，番茄与紫菜烧汤；现代做法，采用番茄、番茄酱和番茄沙司来做菜。

菜肴举例

（1）紫菜番茄汤

原料：番茄、紫菜。

做法：番茄洗净，切成小块；紫菜扯成小片。锅中放水，煮沸后放入番茄，加盖煮3分钟，放入紫菜，并放精盐，再煮一下即成。烹饪时可放少量榨菜丝。

（2）番茄炒鸡蛋

原料：番茄、鸡蛋。

做法：番茄洗净，用沸水烫一下，剥去皮，切去蒂，切作小块；鸡蛋磕碗内，放盐、黄酒适量，打散。炒锅放菜油烧至七成热，下鸡蛋液快速翻炒几下，放入番茄块，并放盐，加少量鸡清汤，盖好烧2分钟，调好味即成。

（3）鲜番茄汁豆腐

原料：豆腐、番茄。

做法：老豆腐切成小块，放沸水锅中煮一下捞出，沥干水；番茄洗净，用开水烫一下，剥去皮，一切两开，洗净茄籽，斩成茸。将炒锅放旺火上烧热，放入猪油，投入番茄茸，炒至沸起时，加精盐、白糖，略炒几下成鲜茄汁，盛起待用。锅内放猪油，加高汤适量，再放精盐、糖、胡椒粉，并放豆腐，烧煮片刻，用湿淀粉勾芡，倒入番茄汁，起锅食用。

（4）番茄烩牛肉

原料：番茄、牛肉、土豆、胡萝卜。

做法：牛肉洗净，切成块，凉水下锅，水开后煮一会儿断生，捞出控干水分；土豆、胡萝卜、番茄切成块，洋葱切段备用。锅烧热后放油，入番茄煸炒成酱状备用。炒锅放油烧热，入土豆块煸炒；再把胡萝卜同样过油煸炒。锅中加足量水，烧开后倒入焯过水的牛肉，放入葱段、姜片、八角、香叶、盐、糖、酱油、料酒，盖好，中火炖60分钟，放盐、糖、鸡精、番茄盖好，炖煮30分钟，熟时放入洋葱再煮5分钟，至汤汁收浓即可。

防治小知识

番茄红素减轻致癌风险

番茄中主要的营养是维生素，其中最重要、含量最多的是胡萝卜素中的番茄红素。研究证明，它具有独特的抗氧化能力，可以清除人体内导致衰老和疾病的自由基；预防心血管疾病的发生；阻止前列腺的癌变进程，并有效地减少胰腺癌、直肠癌、喉癌、口腔癌、乳腺癌等癌症的发病风险。

海带散结清热毒

清热毒，散结滞，化痰浊

海带，性寒味咸，功能清热解毒，软坚散结，利水化痰，主要用于防治水肿、高血压、支气管炎、乙型脑炎、颈淋巴结肿、单纯性甲状腺肿及癌症等。

海带含有大量的粗纤维，可促进胃肠蠕动，加速胆固醇的代谢和排泄，有降低胆固醇的作用。它能缩短致癌物质与肠组织的接触时间，有助于预防肠道肿瘤；它含有钴、硒，有助于防治乳腺癌。

姜蒜可制约海带寒凉

可凉拌食用，为了祛海带的寒凉之性，可在搅拌时加点姜末或蒜泥。

作为菜肴的主料，可选配排骨、冬瓜、豆腐等煲汤食用。

菜肴举例

（1）糖醋海带

原料：海带。

做法：将海带用水浸泡2天，至完全涨开后，洗去表面黏质，然后将海带切片，放沸水锅中汆一下，捞出，沥干水。将海带放碗中，放少量生姜末或蒜泥，加醋、白糖搅拌均匀食用。

（2）海带煮豆腐

原料：海带、豆腐。

做法：海带洗净，切成菱形片；豆腐切作小块。将豆腐放锅内，加适量水煮沸3分钟后，沥干水。另换清水，把海带、豆腐放入，并放醋，用旺火煮沸后改文火焖烧20分钟，加盐调味即可。

（3）海带烧肉

原料：海带、瘦猪肉。

做法：海带用水浸泡2天，洗去表面黏液质，切成小块；瘦猪肉用温水洗净，切成小块。先将猪肉放锅中，加水适量，用旺火烧开后，改用温火炖煮30分钟，再加海带、黄酒、酱油、糖，炖至肉酥烂，调好味食用。

（4）海带决明茶

原料：海带、决明子。

做法：海带洗净，加水浸泡1天，切成细丝，晒干备用。将海带与决明子同放保温杯中，用沸水冲泡，加盖浸泡30分钟，不拘时饮汤吃海带。

海带与防治癌症

在所有蔬菜中，海带的碱度首屈一指，多食有助于体内的酸碱平衡。海带中多种营养素的综合作用，会使脂肪在人体内的蓄积趋向皮下和肌肉组织，并能使血液中的胆固醇含量显著减少，食用海带有良好的预防心血管系统疾病和减肥作用，还能作为防治老年人佝偻病、骨质疏松症，补充钙的来源，以及防治营养性贫血的铁源。海带中含有较多的岩藻多糖、昆布素，具有类似肝素的活性，可防止因血液黏性增大而引起的血压上升、血管栓塞，可以抑制某些致癌物质的诱变作用。

绿豆芽清热毒

清热解毒，利水消肿

绿豆芽，性寒味甘，清热解毒，利水消肿，有助于消除暑热烦渴、热毒泻痢、疮毒肿痛，并能解酒毒、农药中毒。

绿豆芽含有干扰素的诱生剂，能刺激机体产生干扰素。干扰素有抗病毒感染和抑制肿瘤的作用，所以常吃豆芽，对抗病毒、防治肿瘤有帮助。它含有丰富的维生素E，能保护上皮细胞完整性，它还是维生素B_{17}的重要来源，可起到预防癌症的作用。长期吸烟者、经常接触有毒物质者，常吃些绿豆芽，有助于解毒保健。

烹饪时加些醋，保存维生素

绿豆芽性寒，烹调时应配上一点姜丝，以中和寒性。

烹调时油盐不宜太多，要尽量保持其清淡的性味和爽口的特点。

芽菜下锅后要迅速翻炒，适当加些醋，才能保存水分及维生素C，口感才好。

水煮。绿豆芽加水煮汤喝，可解酒毒、热毒。

菜肴举例

（1）番茄豆腐豆芽汤

原料：番茄、豆腐、豆芽、香菜。

做法：番茄洗净切块，豆腐切成小方块，豆芽菜去根洗净，香菜洗净切段。锅中放清水、豆腐块，煮沸5分钟后放入番茄块、豆芽菜略煮，放盐调好味，撒上香菜段即成。

（2）绿豆芽炒肉丝

原料：绿豆芽、猪肉。

做法：将绿豆芽摘去根，洗干净，控去水分；把猪肉切成丝；锅内放油烧热，下入肉丝煸炒，再加入酱油、料酒、白糖翻炒均匀，待肉丝微卷，即可盛出。另起锅，锅内放油烧热，先放入精盐，随即把绿豆芽倒入，待豆芽炒至半熟时，将肉丝倒入，炒到豆芽熟，即可出锅。

（3）银芽炒鸡脯肉

原料：绿豆芽、鸡脯肉、火腿肉、生姜。

做法：鸡肉用温水洗过，切成细丝，放碗内，加黄酒、鸡蛋清、精盐拌匀，腌渍5分钟，去净汁水，加湿淀粉拌和；绿豆芽摘去头根，洗净。另取生姜洗净，切成小块；火腿肉用温水洗过，切作细丝，放沸水中煮至水沸，捞起备用。炒锅放油烧至六成热，下鸡丝，用推匀划散，待色变白，倒入漏勺，沥去油。原锅内放菜油，烧热后放生姜丝略煸炒，下绿豆芽，烹入黄酒，加精盐、高汤、鸡丝，用湿淀粉勾芡，淋上鸡油，再颠翻几下，出锅装盘，撒上火腿丝即可。

（4）凉拌绿豆芽

原料：绿豆芽、黄瓜。

做法：将绿豆芽拣去杂质洗净，入沸水锅焯熟（注意不要过火焯软），捞出控去水；黄瓜洗净直刀切成片，再切成细丝，撒上精盐，加入葱丝、生姜丝拌匀，最后浇上醋、芝麻油盛盘即好。如加入泡软的腐干丝、粉丝即成绿豆芽拌三丝。

拌的烹饪方法

拌法是把生料或熟料加工成丝、条、片和丁等小料后，再用调味品拌制。拌菜中的主料若是荤菜，一般应经煮或焯熟晾凉后拌制，也可用热拌后放凉吃。拌素菜时一般应先把整个菜用沸水焯一下，切成形后拌制。拌菜中的调味品多数用酱油或精盐、醋、芝麻油和糖，也有用蒜末、姜丝、辣椒丝和芝麻酱等。拌菜要求选料新鲜，注意卫生。其特点是可根据需要拌制出酸咸随意、鲜嫩爽口的菜肴。

茄子助抗癌

清热解毒，活血散瘀

茄子，性凉味甘，功能清热解毒，利尿消肿，活血散瘀，祛风通络，止痛止血，宽肠利气。食用茄子，还有助于小便短少、毒虫咬伤、乳腺炎、跌打肿痛、痔疮出血、黄疸性肝炎、口腔溃疡等病症的康复。

茄子中的维生素E有防止出血和抗衰老的功能。茄子中含大量的钾，可调节血压及心脏功能，预防心脏病和中风。茄子含有抗癌物质龙葵碱，能抑制消化系统肿瘤的增殖，对防治胃癌有一定的效果；并含胡芦巴碱、水苏碱、胆碱、紫苏苷、色素茄色苷等其他活性物质，有助于抗癌保健。

降低烹调温度，减少吸油量

茄子以细长的、刚上市者为好。食用方法很多，清蒸、烧炒、油焖、鱼香等均可。

油炸时，不用要大火，应降低烹调温度，减少吸油量，以便有效地保持茄子的营养。也可将洗净的茄子先用盐略腌一下，当茄子渗出水分时，把水分挤掉，然后加油烹制。

也可先不放油，先干炒一下，把茄子的水分煸掉，质地变松后再加油烹制。

烹饪时，加入醋和番茄酱，有利于保持茄子的维生素C等有效营养成分。

菜肴举例

（1）烹茄条

原料：茄子、尖椒、胡萝卜、鸡蛋。

做法：茄子去蒂洗净去皮，切成条，放入鸡蛋和湿淀粉挂糊抓匀，葱、姜切丝，蒜切片，尖椒、胡萝卜切线，香菜切寸段。碗内放酱油、盐、糖、醋等兑成汁待用。勺内放油，烧至六七成热，把茄条逐个放勺里，炸呈金黄色，倒出沥油；勺内放底油，烧热后放葱、姜、蒜、尖椒丝、胡萝卜丝，再放炸好的茄条、香菜，倒入兑好的汁颠翻几下，装盘食用。

（2）酱焖茄子

原料：长嫩茄子。

做法：茄子去蒂洗净，两切成斜剞花刀，葱切豆瓣状，姜丝切末，蒜切片。勺内放油，烧六七成热，下茄子炸透，倒出沥油；勺内放少许底油烧热，用葱、姜炝锅，放入豆瓣酱略炒，加汤、盐、糖和炸好茄子，烧开后用小火焖烂，再放蒜片，汁浓后用湿淀粉勾芡，加芝麻油食用。

（3）蒸瓤茄子

原料：长嫩茄子、猪肉馅。

做法：茄子去蒂洗净去皮，顶刀切成片；肉馅加葱末、姜末、盐、酱油、鸡蛋搅均匀。锅内放油烧至六七成热，入茄片炸2分钟，茄片变软，捞出沥油。将炸好的茄片每2片叠合在一起，中间夹入肉馅，整齐码在碗内，上屉蒸约10分钟，沥汤扣入盘内。锅中放少许油烧热，下入蒜末炝锅，再加酱油、盐、鲜汤烧开后用湿淀粉勾成流芡，淋上芝麻油，浇在茄子上即成。

（4）肉片烧茄子

原料：茄子、猪肉。

做法：将茄子去蒂洗净去皮，切滚刀块；肉切薄片，青椒洗净切块；葱切丁，姜切末，蒜切片。锅内放油，烧至六七成热，入茄块炸金黄色，再放入青椒块稍炸，倒出沥油。锅内放底油烧热，放肉片煸炒，再放葱丁、姜末、蒜片、茄块、青椒块、醋、料酒，再加汤、酱油、盐、糖烧开，用小火收汁，汁浓时用湿淀粉勾芡，淋上芝麻油装盘。

茄子营养丰富

茄子含有蛋白质、脂肪、碳水化合物、维生素以及钙、磷、铁等多种营养成分，有抗衰老、降脂降压、保护心血管等食疗价值。茄子中含有的维生素E有防止出血和抗衰老功能，常吃茄子，可使血液中胆固醇水平不致增高，对延缓人体衰老具有积极的意义。含有的皂草甙有护肝和降低机体血液胆固醇的功效，可以促进机体内蛋白质、脂质、核酸的合成，改善机体的供氧功能以及血液流动。含有的维生素P能防止维生素C被破坏，有保护加强毛细管壁弹性，减低毛细血管脆性和渗透性，防止血管破裂，保护心血管正常的功效。

梨润肺祛火气

润肺祛火气，生津润燥痰

梨，性凉味甘、微酸，功能润肺凉心，消痰降火，解疮毒、酒毒。梨带皮用，洗净，切开，去心，剁作碎块，加水炖煮食用，可用于治暑热，祛心烦，消利咽喉，使大便通畅。

梨有抑制致癌物质亚硝胺的形成、保护肝脏等作用。对癌症发热、口咽干燥、咽喉肿痛、大便秘结等，有辅助治疗作用。

生吃是水果，作蔬入菜肴

梨鲜甜可口，香脆多汁，且营养丰富，去皮核生吃，或榨取汁饮用均宜，也可熬膏服用；梨皮入药，可与其他中药配合煎煮服用。

菜肴举例

（1）银耳雪梨汤

原料：雪梨、银耳、大枣、枸杞子、鲜芦根、鲜百合、冰糖。

做法：雪梨削皮，切成块；银耳加凉水泡发；芦根洗净，切成小段；百合洗净，掰开。砂锅中加适量清水，放入银耳、百合、芦根、大枣，用大火烧开后，改用小火炖煮30分钟，加入雪梨继续炖15分钟，至银耳浓稠，加枸杞子、冰糖即成。

（2）川贝炖梨

原料：川贝、梨。

做法：梨洗净，不削皮，平上1/3处切开，挖去籽，将川贝放入其中，将切下的梨盖回去，放炖盅中，炖熟食用。

（3）鸡肉炒雪梨

原料：鸡脯肉、雪梨、香菇。

做法：鸡脯肉用温水洗过，切成薄片；香菇用开水泡发，洗去泥沙，切成小块；雪梨洗净，削去皮，切成小薄片。猪油熬热，下鸡片，用旺火速炒变色，加香菇、麻油及各种调料，翻炒一下，加雪梨，勾芡汁，再炒匀即起锅，佐餐食用。

（4）鸭梨鲜藕膏

原料：鸭梨、鲜藕。

做法：将梨洗净，去核切碎，以洁净纱布绞取汁；鲜藕洗净，切丝，绞挤取汁。先将梨汁放锅中，用旺火煮沸，再用文火煎熬浓缩，至稠时加入藕汁及适量蜂蜜，不停搅拌，再煮至沸即成，冷后装瓶用。服用时，用温开水化服。

梨皮清心润肺，降火生津

白梨、沙梨、秋子梨等梨的果皮均可入药，功能清心润肺，降火生津，主治暑热烦渴，咳嗽，吐血，发背，疔疮。《本草再新》：清心降火，滋肾益阴，生津止渴，除烦去湿。《四川中药志》：清暑热，止烦渴，生津，收敛，治痢疾及咳嗽有汗。《温病条辨》桑杏汤中用到了梨皮，治疗外感温燥证。

补益中药与癌症防治

铁皮石斛清养补虚，对癌症治疗有增效减毒作用；灵芝抗癌保健，经过去壁去油处理的孢子粉功效尤佳；黄芪补气疗疮疡，破癥瘕，治瘰疬，抗肿瘤；冬虫夏草补肺肾，治膈症，治蛊胀；枸杞防癌保健。本章介绍补益类中药养生功效，抗癌作用，以及在各种肿瘤辅助治疗中的应用。

铁皮石斛养阴祛内热

铁皮石斛为兰科多种植物石斛中的名贵佳品，过去只有达官贵人才能吃到，现今随着仿野生栽培成功，进入了寻常百姓家，鲜品随时能够买到，不但入药，更多地用作药膳的原料，做菜肴食用，防病保健。

味甘性微寒，清养是佳品

铁皮石斛性微寒，味甘、微苦，既可养阴，又能清热，可用于各种原因造成的燥热证。各种热性病后阴津亏损者，各种燥热病证，眼保健及各种眼病防治，亚健康调理，熬夜多、烟酒多、用嗓多者，均是上好滋养品。癌症多因癌毒而有内热病症，放、化疗会使阴津伤耗，铁皮石斛颇宜服用。

能抑制肿瘤，具抗癌作用

有报道，科学家观察到石斛对人体肺癌细胞A549、人体卵巢腺癌细胞SKOV-3和人体早幼粒白血病细胞HL-60等细胞株有杀灭作用，具有较强的抗肿瘤活性。体外培养肿瘤细胞株实验表明，石斛中的有效成分对肿瘤细胞株K562的生长具有明显的抑制作用，其细胞增殖抑制率在50%左右。另有研究表明，石斛多糖联合脐带血LAK细胞能增强对肿瘤细胞杀伤作用。石斛的乙醇提取物及毛兰素、毛兰菲、鼓槌菲三个单体均有不同程度的抗肿瘤活性，其中对小鼠肝癌、艾氏腹水癌的作用最好，其抑瘤率分别为50.82%和62.25%。石斛能明显改善头颈部放疗后的口干症状，保护其唾液腺的分泌功能。石斛能使化放疗中的癌症病人降低的外周白细胞回升至正常。

石斛辅助治疗癌症

石斛用于癌症，能改善肿瘤患者的症状，减轻化放疗引起的不良反应，提升免疫功能，提高生存质量，延长生存时间。浙江肿瘤医院用石斛对肿瘤患者化放疗进行辅助治疗，总有效率达90%以上，使头晕、目眩、烦热、口干等症状得到改善。肿瘤病人放、化疗后，一般多有阴津耗劫的表现，配用石斛滋养补虚，能减轻不良反应。石斛配合补益中药，对癌症的放射治疗有增效作用。

榨汁饮用，烧煮食用

鲜铁皮石斛作为膳食的原料，榨汁饮用，色泽好，清香适口；烧煮食用，嚼之软糯，有较好的口感，并可与不同的食物配合烹制，做出色香味俱全的美食佳肴。

以鲜铁皮石斛为原料熬制而成的鲜铁皮石斛浸膏，市面有成品上市，是鲜铁皮石斛的一种保健剂型，适合于阴虚的癌症患者服用。

菜肴举例

（1）铁皮石斛汁

原料：鲜铁皮石斛。

做法：将鲜铁皮石斛洗净，放榨汁机中，加入凉开水榨汁，放蜂蜜调味饮用。

（2）铁皮石斛胡萝卜丝

原料：鲜铁皮石斛、胡萝卜、紫甘蓝。

做法：取鲜嫩铁皮石斛洗净，切成小段；胡萝卜、紫甘蓝分别切成细丝。三物一并放碗中，放色拉、甜蜜浆拌匀食用。

（3）人参铁皮鸽子煲

原料：人参、鲜铁皮石斛、枸杞子、鸽子。

做法：杀鸽子，去毛及内脏，洗净，放沸水中焯3分钟，洗净血水；人参加冷水浸透，切成片，所浸的水一并同用；鲜铁皮洗净，取茎切成段，用刀背拍松；叶子备用。将鸽子、人参、铁皮石斛的茎一并放锅中，加水满过鸽子，放料酒、盐，用小火煲3小时；然后，放入枸杞子、铁皮石斛叶子，可加陈皮调味，煮5分钟，调好味食用。

防治小知识

煲的烹饪方法

煲法是用特殊的烹调用具作为盛器，置火上烧制的方法。用煲法烹饪的菜肴，由于瓦罐密封程度高，通气性、吸附性好，传热均匀，散热缓慢，可做到原汁原味。煲制时，先用旺火煮沸，然后改用中火或文火，使食物的蛋白质浸出物等鲜香物质尽可能地溶解出来，会有鲜醇味感。只有文火才能使浸出物溶解得更多，煲制的汤更清澈，更浓醇。

脑肿瘤辅助治疗方

（1）参斛汤

原料：石斛15g，北沙参15g，黄芪30g，薏苡仁30g。

做法：先把石斛放砂锅中，加水浸泡60分钟，煎煮30分钟；再将北沙参等一并放入，煎煮30分钟，滤取汁；然后加水煎煮，合并2次煎汁，分2次于空腹时温服。

功用：本方补气、健脾、益胃，适宜于疲乏无力、气短懒言、头晕、精神不振、食欲不佳者服用。

（2）抗瘤汤

原料：石斛15g，绞股蓝15g，知母15g，钩藤12g，僵蚕10g，玄参10g，大枣5个。

做法：石斛放砂锅中，加水浸泡60分钟，煎煮30分钟；再将绞股蓝等一并放入，煎煮30分钟，滤取汁，连煎2次，合并煎汁，分2次于空腹时温服，大枣一并吃下。

功用：本方配用了祛风搜络的钩藤、僵蚕等，有助于防治脑肿瘤。

（3）养阴化瘀汤

原料：铁皮石斛10g，冬虫夏草2g，西红花0.2g，全蝎2g，西洋参6g，丹参24g，赤芍15g。

做法：铁皮石斛放砂锅中，加水浸泡60分钟，煎煮30分钟；丹参、赤芍等一并放入，煎煮30分钟，滤取汁；然后加水煎煮，合并2次煎汁，西洋参另煎汁兑入。冬虫夏草、西红花、全蝎研粉，服用时以药汁冲服，分2次于空腹时温服。

功用：本方养阴活瘀，搜风通络，可供脑肿瘤者选用。

鼻咽癌辅助治疗方

（1）益气养阴汤

原料：石斛10g，太子参30g，天花粉20g，麦冬10g，玄参15g，生地黄15g，白花蛇舌草30g。

做法：石斛放砂锅中，加水浸泡60分钟，煎煮30分钟；太子参、天花粉、麦冬、玄参、生地黄、白花蛇舌草等一并放入，煎煮30分钟，滤取汁，连煎2次，合并煎汁，分2次于空腹时温服，可连服4~8周。

功用：本方能维持鼻咽癌患者在放疗过程中白细胞数和淋巴细胞数的稳定，并能提高患者淋巴细胞的活性。

（2）通鼻治癌汤

原料：石斛25g，黄芪30g，党参20g，卷柏10g，苍耳子15g，辛夷15g，山楂15g。

做法：石斛放砂锅中，加水浸泡60分钟，煎煮30分钟；再将黄芪、党参、卷柏、山楂、苍耳子等一并放入，煎煮30分钟，滤取汁，连煎2次，合并煎汁，分2次于空腹时温服，可连服4~8周。

功用：适宜于鼻咽癌放疗中配合服用。

（3）益气排毒汤

原料：石斛10g，黄芪10g，薏苡仁10g，白花蛇舌草20g，金银花10g，茯苓15g，山慈菇10g。

做法：石斛放砂锅中，加水浸泡60分钟，煎煮30分钟；白术、柴胡、白芍药、茯苓、山慈菇等一并放入，煎煮30分钟，滤取汁，连煎2次，合并煎汁，分2次于空腹时温服。

功用：本方益气扶正以增强机体抵抗力，清热解毒以制癌毒，适宜鼻咽癌患者服用。

防治小知识

白花蛇舌草的抗癌作用

白花蛇舌草的主要成分为萜类、黄酮类、甾醇类、有机酸类、多糖类等，有较好的抗肿瘤活性。其中黄酮类具有较强的DNA裂解活性，可以抑制多种恶性肿瘤的生长，调节机体免疫功能。多糖类可以显著抑制肝癌细胞和宫颈癌细胞生长，抑制其细胞集落的形成，诱导细胞凋亡。研究表明，白花蛇舌草一方面可以调节机体免疫功能，另一方面可以抑制肿瘤组织血管、淋巴管生成，切断肿瘤细胞的营养来源。它还可以诱导肿瘤细胞凋亡，抑制其增殖和迁移的作用，以及调控相关信号通路，逆转肿瘤对化疗药物的耐药性。

甲状腺肿瘤辅助治疗方

（1）石斛四海汤

原料：石斛15g，海藻15g，昆布15g，海带15g，海浮石20g，煅牡蛎20g，皂角刺20g。

做法：石斛、海浮石、煅牡蛎放砂锅中，加水浸泡60分钟，煎煮30分钟；海藻、海带、昆布、皂角刺等一并放入，煎煮30分钟，滤取汁，连煎2

次，合并煎汁，分2次于空腹时温服。

功用：本方具有软坚散结、消肿祛瘿功效，适宜于甲状腺肿瘤患者服用。

（2）消瘿汤

原料：石斛15g，土贝母15g，天葵子15g，瓜蒌皮12g，山慈菇6g，台乌药10g，八月札10g。

做法：石斛放砂锅中，加水浸泡60分钟，煎煮30分钟；土贝母、天葵子、瓜蒌皮、台乌药、八月札等一并放入，煎煮30分钟，滤取汁，连煎2次，合并煎汁，分2次于空腹时温服。

功用：本方具有理气消痰、散结行滞功效，适宜于甲状腺肿瘤气滞症状明显者服用。

（3）石斛海藻汤

原料：石斛20g，海藻15g，射干10g，煅牡蛎30g，半夏10g。

做法：石斛、煅牡蛎放砂锅中，加水浸泡60分钟，煎煮30分钟；余药一并放入，煎煮30分钟，连煎2次，合并煎汁，分2次于空腹时温服，服用时加蜂蜜2~3匙，12剂为一疗程，治疗1~2个疗程。

功用：本方具有滋阴生津、清利咽喉、行气活血、解郁散结功效，适宜于甲状腺肿瘤痰气阻滞者服用。

海藻与抗癌保健

海藻，性寒，味苦、咸，归肝、胃、肾经。功能消痰软坚散结，利水消肿，常用于瘿瘤，瘰疬、睾丸肿痛，痰饮水肿。它有降压、抗血凝、降血脂、抗肿瘤、抗感染、抗放射等作用。现代药理研究表明，它有细胞毒作用、诱导癌细胞凋亡、防止正常细胞癌变、调节人体免疫功能、抗肿瘤血管生成等抗癌药理作用。临床上用于治疗淋巴瘤、甲状腺癌、食管癌、肝癌、乳腺癌、宫颈癌、鼻咽癌、腮腺癌等。

肺癌辅助治疗方

（1）扶正软坚汤

原料：石斛10g，北沙参10g，仙鹤草30g，海藻30g，怀山药15g，三棱10g，白花蛇舌草15g。

做法：石斛放砂锅中，加水浸泡60分钟，煎煮30分钟；北沙参、仙鹤草、海藻、怀山药、三棱、白花蛇舌草等一并放入，煎煮30分钟，连煎2次，合并煎汁，分2次于空腹时温服。

功用：本方重用清热毒，兼以益气阴。

（2）扶正养阴汤

原料：石斛12g，生地黄12g，土茯苓30g，黄芪15g，生晒参10g，鱼腥草30g，漏芦30g。

做法：石斛放砂锅中，加水浸泡60分钟，煎煮30分钟；生晒参、生地黄、土茯苓、黄芪、鱼腥草、漏芦等一并放入，煎煮30分钟，连煎2次，合并煎汁，分2次于空腹时温服。

功用：本方可使患者淋巴细胞转化率、E玫瑰花结形成率等免疫指标显著提高。

（3）石斛救肺汤

原料：石斛15g，北沙参15g，麦冬10g，玉竹10g，生地黄12g，蜈蚣2条，延胡索12g。

做法：石斛放砂锅中，加水浸泡60分钟，煎煮30分钟；北沙参、麦冬、玉竹、生地黄、蜈蚣、延胡索等一并放入，煎煮30分钟，连煎2次，合并煎汁，分2次于空腹时温服。

功用：本方养阴补肺，同时有止痛作用。

食管癌辅助治疗方

（1）石斛香砂汤

原料：石斛12g，香附12g，砂仁6g，枳壳10g，制半夏10g，威灵仙30g，薏苡仁40g。

做法：石斛放砂锅中，加水浸泡60分钟，煎煮30分钟；香附、枳壳、制半夏、威灵仙、薏苡仁等一并放入，煎煮30分钟，再放入砂仁煎5分钟，滤取汁，连煎2次，合并煎汁，分2次于空腹时温服，30剂为一疗程，疗程间隔5日。

功用：本方具有健脾祛湿、降逆和胃功效，适宜于食管癌吞咽困难、痰涎频唾、进食哽噎、胸闷、神疲、食少者服用。

（2）开道散

原料：石斛30g，生晒参30g，硇砂3g，硼砂3g，干蟾皮1.5g，人工牛黄1.5g，蜈蚣1条。

做法：将石斛、生晒参等药一并加工成粉末，过筛取粉，装瓶备用。上为3日用量，每日3次，用温开水送下。服用时要注意掌握好用量。

（3）南星参斛汤

原料：石斛10g，生南星10g，党参10g，枳实10g，青黛3g，代赭石15g，麦冬10g。

做法：石斛、代赭石放砂锅中，加水浸泡60分钟，煎煮30分钟；生南星、党参、枳实、青黛、麦冬等一并放入，煎煮30分钟，滤取汁，连煎2次，合并煎汁，分2次于空腹时温服，15剂为一疗程。服用本方可缓慢呷饮，如有呕吐，吐后再服。

功用：适用于晚期食管癌所致的吞咽梗阻。

防治小知识

天南星与抗癌应用

天南星，性温，味苦、辛，有毒。功能燥湿化痰，祛痰定惊，消肿散结。多用于消化道肿瘤、颅脑肿瘤、脑转移性肿瘤、宫颈癌、口腔肿瘤、神经系统肿瘤等。消化道肿瘤常与半夏、茯苓、枳实等配伍，肿瘤脑转移、淋巴结转移常与昆布、浙贝母、半夏、水红花子等配伍。肿瘤化疗后出现消化道反应，可与陈皮、佛手、茯苓、焦六曲等配伍应用。

胃癌辅助治疗方

（1）石斛益胃汤

原料：石斛10g，生晒参10g，麦冬10g，北沙参10g，薏苡仁18g，香茶菜15g，白花蛇舌草15g。

做法：石斛放砂锅中，加水浸泡60分钟，煎煮30分钟；生晒参、麦冬、北沙参、薏苡仁、香茶菜、白花蛇舌草等一并放入，煎煮30分钟，连煎2次，合并煎汁，分2次于空腹时温服。

功用：胃癌患者由于癌毒的侵袭，正气损伤，治疗既要祛毒，又要扶助正气，本方中的石斛、生晒参、麦冬、北沙参功在补益扶正，薏苡仁、香茶菜、白花蛇舌草擅长于祛癌毒。

（2）解毒生津汤

原料：鲜石斛10g，鲜生地黄30g，无花果10g，西洋参3g，三叶青10g，白花蛇舌草30g，水牛角片15g。

做法：石斛、水牛角片放入砂锅中，加水浸泡60分钟，煎煮30分钟；鲜生地黄、无花果、三叶青、白花蛇舌草等一并放入，煎煮30分钟，连煎2次，合并煎汁；西洋参另加水煎汁兑入。每日1剂，分2次于空腹时温服。

功用：本方的清热毒作用显著，适用于热毒内蕴，灼伤津液，阴虚内热者服用。

（3）益胃消癥汤

原料：石斛15g，蒲公英15g，香茶菜15g，藤梨根30g，半枝莲30g，薏苡仁18g。

做法：石斛放砂锅中，加水浸泡60分钟，煎煮30分钟；再将蒲公英、香茶菜等药一并放入，煎煮30分钟，滤取汁；然后加水煎煮，合并2次煎汁，分2次于空腹时温服。

功用：本方有一定的抗癌作用，有消化道肿瘤倾向者宜选用。

防治小知识

藤梨根与防治癌症

藤梨根，性平，味淡、微涩。功能清热利湿，祛风除痹，解毒消肿，止血。用于黄疸，消化不良，呕吐，风湿痹痛，痈疡疮疖，跌打损伤，外伤出血，乳汁不下。研究表明，它具有细胞毒作用、诱导癌细胞凋亡、防止正常细胞突变、抗肿瘤转移、调节人体免疫功能、影响癌基因表达、抗肿瘤对化疗药物的多药耐药、抗肿瘤血管生成等抗癌作用。临床用于癌症防治，主要有消化系统肿瘤如胃癌、食管癌、肝癌、胆管癌、大肠癌等，也有用于肺癌、乳腺癌、宫颈癌、白血病、脑转移瘤等。

肝癌辅助治疗方

（1）石斛瘦肉羹

原料：猪瘦肉200g，石斛15g，鲜猕猴桃根100g。

做法：将猕猴桃根洗净，石斛加水浸1小时，连同猪瘦肉放入锅内，加水足量，用小火炖煮1小时，弃猕猴桃根、石斛，放盐调味，佐餐食用。

功用：猕猴桃根有一定的抗癌作用，合石斛养阴清热毒，适宜于肝癌者调补。

（2）三甲汤

原料：石斛10g，炙龟甲18g，炙鳖甲18g，牡蛎18g，生地黄12g，麦冬10g，白芍药10g，重楼10g，白花蛇舌草30g。

做法：石斛、炙龟甲、鳖甲、牡蛎放砂锅中，加水煎60分钟，加入生地黄、麦冬等药，再煎45分钟，连煎2次，合并煎汁，分数次服下。

功用：本方具有滋养肝阴、柔肝软坚功效，适宜于肝癌症见阴津亏虚、肝区隐痛、形体消瘦、盗汗低热、睡眠差、口咽干燥者服用。

（3）石斛泻毒饮

原料：石斛30g，莪术12g，鳖甲24g，猪殃殃30g，败酱草30g，半枝莲30g，虎杖30g，丹参30g。

做法：石斛、鳖甲等放砂锅中，加水浸泡60分钟，煎煮30分钟；莪术、猪殃殃等一并放入，煎煮30分钟，连煎2次，合并煎汁，分2次于空腹时温服。15日为一疗程，用1~3个疗程。

功用：本方具有清肝热、祛瘀毒功效，适宜于肝热邪毒瘀阻、发热、肝区硬痛、腹大胀满、大便秘结、小溲短赤、烦热口臭者服用。

猪殃殃与癌症防治

猪殃殃，性微寒，味辛，功能清热解毒，利尿消肿，散瘀止痛，止血。可用于多种肿瘤，如甲状腺肿瘤、肺癌、乳腺癌、宫颈癌、白血病等。肺癌常与功劳叶、山海螺配伍，乳腺癌常与白花蛇舌草、蒲公英、连翘配伍，恶性淋巴瘤常与龙葵、白花蛇舌草配伍，白血病常与牡丹皮、百蹄根、山栀、牛黄等配伍。

白血病辅助治疗方

（1）龟肉羹

原料：龟1只，石斛12g，生晒参6g，枸杞子10g，百合50g，大枣15个。

做法：石斛加水浸1小时后，用小火炖煮60分钟；杀龟去内脏，用沸水烫泡一下，洗净，切成块；生晒参加水浸半天，剁成细末；百合洗净，掰开。将龟肉、百合、大枣同放炖石斛的锅中，用文火炖60分钟，加枸杞子、生晒参再炖20分钟，弃石斛，加盐调味，分2次食用。

功用：龟肉具有滋阴补虚的作用，含有蛋白质、脂肪、磷、钙等，是营养价值很高的补品，能抑制肿瘤细胞，并可增强机体的免疫功能。以之合石斛、生晒参、百合、枸杞子、大枣烹制，适宜于白血病患者补虚扶正。

（2）石斛三黄汤

原料：石斛6g，西洋参3g，黄芩6g，黄连6g，黄柏6g，茵陈6g，大黄3g，生地黄15g。

做法：石斛放砂锅中，加水浸泡60分钟，煎煮30分钟；再将黄芩、黄连、黄柏、茵陈、大黄、生地黄等一并放入，煎煮30分钟，连煎2次，合并煎汁；西洋参另加水煎取汁兑入，分3次于空腹时温服。

功用：本方以石斛、西洋参、生地黄等养阴扶正，配合黄芩、黄连、黄柏、茵陈、大黄清热毒、凉血热，攻补兼施，适宜于白血病患者虚损不足，内热炽盛者服用。

（3）金白石斛汤

原料：石斛12g，西洋参3g，黄精10g，金银花10g，白花蛇舌草30g，青黛3g，甘草6g。

做法：先把石斛放砂锅中，加水浸泡60分钟，煎煮30分钟；金银花、白花蛇舌草一并放入，煎煮30分钟，滤取汁；然后加水煎煮，合并2次煎汁，分2次于空腹时温服。

功用：白血病发展过程中，热毒内盛，极易耗伤阴津，治在清热毒、养阴津。本方用石斛、西洋参、北沙参养阴津，金银花、白花蛇舌草、青黛清热毒，黄精、甘草益气养胃，宜于服用。

抗放疗损伤辅助治疗方

（1）养阴清肺汤

原料：石斛12g，生地黄12g，北沙参12g，玄参12g，金银花10g，连翘10g，生甘草5g。

做法：石斛放砂锅中，加水浸泡60分钟，煎煮30分钟；生地黄、北沙参、玄参、金银花、连翘、生甘草等一并放入，煎煮30分钟，连煎2次，合并煎汁，分2次于空腹时温服。

功用：本方清热毒，养阴津，鼻咽癌、恶性淋巴瘤、扁桃体瘤、舌体癌、肺癌、喉癌等癌症接受放射治疗过程中可配合服用。

（2）益气养阴汤

原料：石斛10g，太子参12g，茯苓15g，怀山药15g，麦冬10g。

做法：石斛放砂锅中，加水浸泡60分钟，煎煮30分钟；太子参、茯苓、怀山药、麦冬等药一并放入，煎煮30分钟，连煎2次，合并煎汁，分2次空腹温服。

功用：本方有助于防止放射线损伤。

（3）石斛参麦汤

原料：石斛12g，太子参25g，麦冬12g，淡竹叶10g，荷叶10g，乌梅15g。

做法：石斛放砂锅中，加水浸泡60分钟，煎煮30分钟；太子参、麦冬、淡竹叶、荷叶、乌梅等一并放入，煎煮30分钟，连煎2次，合并煎汁，分2次于空腹时温服。

功用：本方可预防放射线损伤。

抗化疗损伤辅助治疗方

（1）扶正升白汤

原料：石斛30g，黄芪30g，黄精30g，补骨脂10g，枸杞子10g，女贞子10g，制何首乌6g。

做法：石斛放砂锅中，加水浸泡60分钟，煎煮30分钟；黄芪、黄精、补骨脂、枸杞子、女贞子、何首乌等药一并放入，煎煮30分钟，连煎2次，合并2次煎汁，分2次于空腹时温服。

功用：本方适用于肿瘤化疗后所致的白细胞减少。

（2）滋养胃阴汤

原料：石斛10g，黄精15g，玉竹15g，天花粉10g，知母10g，生甘草6g，西洋参5g。

做法：石斛放砂锅中，加水浸泡60分钟，煎煮30分钟；黄精、玉竹、天花粉、知母、生甘草等一并放入，煎煮30分钟，滤取汁，连煎2次，合并煎汁，分2次于空腹时温服，另将西洋参煎汤服。

功用：本方适用于肿瘤化疗后消化道有烧灼反应者。

（3）石斛女杞汤

原料：石斛10g，女贞子15g，枸杞子15g，全瓜蒌10g，乌梅6g，砂仁壳5g，炙甘草6g。

做法：石斛放砂锅中，加水浸泡60分钟，煎煮30分钟；女贞子、枸杞子、全瓜蒌、乌梅、炙甘草等药一并放入，煎煮30分钟，放入砂仁壳，稍煮片刻，滤取汁；然后加水煎煮，合并2次煎汁，分2次于空腹时温服。

功用：本方可以减少化疗消化道不良反应的发生率，使化疗能顺利完成。

女贞子与癌症防治

女贞子，性凉，味苦、甘，入肝、肾经。研究发现。女贞子煎剂对实验小鼠肉瘤S180有抑制作用，原理是女贞子所含的齐墩果酸能阻止致癌化学成分对细胞染色体的损伤，起到防突变、防癌变的作用。女贞子可促进淋巴细胞的增殖，提升肿瘤患者的免疫力，从而抑制癌细胞的分裂。临床治疗膀胱癌、肺癌、鼻咽癌、骨癌、白血病等病的配方中多用之。

灵芝抗癌良品

灵芝，性平味甘，归心、肺、肝、肾经。主要功能：补气安神，止咳平喘。适宜病症：眩晕不眠，心悸气短，虚劳咳喘。多用于抗癌保健和治疗癌症。

灵芝与灵芝孢子粉

灵芝是多孔菌科真菌灵芝的子实体。全年采收，除去杂质，剪除附有朽木、泥沙或培养基质的下端菌柄，阴干后入药。

灵芝孢子粉是灵芝成熟时，芝盖释放出的粉末，十分珍贵，被称为"灵芝精华"。灵芝孢子粉遇风吹雨打，便变得无影无踪，所以野生灵芝很难采集到孢子粉。有了仿野生环境种植后，孢子粉有了收集到的可能。研究发现，每1000kg灵芝子实体能收集1kg孢子粉，孢子粉的功效是灵芝子实体的75倍以上。

灵芝孢子有一层极难被人体胃酸消化的几丁质构成的外壁，不破壁的孢子粉人体无法消化吸收，只有打开这层外壁，由外壁紧裹的有效成分才能最大程度地被人体吸收利用。经过破壁处理的灵芝孢子粉叫破壁灵芝孢子粉。灵芝孢子破壁技术有生物酶解法、化学法、物理法等，效果最好的是超低温物理破壁技术，在不破坏孢子有效成分的前提下，破壁率可高达99%以上。

医著中的灵芝

《神农本草经》：主耳聋，利关节，保神，益精气，坚筋骨，好颜色。

《中国药植图鉴》：治神经衰弱、失眠、消化不良等慢性疾患。

《中华本草》：益气血，安心神，健脾胃，主虚劳，心悸，失眠，头晕，神疲乏力，久咳气喘，冠心病，硅肺，肿瘤。

《中药大辞典》：治虚劳，咳嗽，气喘，失眠，消化不良。

《杭州植物志》：治积年胃痛，将灵芝切碎，用料酒浸泡服用。

灵芝的现代研究

灵芝含氨基酸、多肽、蛋白质、真菌溶菌酶，以及糖类、麦角甾醇、三萜类、香豆精苷、挥发油、硬脂酸、苯甲酸、生物碱、维生素B_2及维生素C等；灵芝孢子还含甘露醇、海藻糖等。药理作用：有抗衰老作用，能增强机体的免疫功能；有镇静、祛痰、止咳、平喘作用；有强心作用，能增加心肌血流量，增加冠脉血流量，降低心肌耗氧量，增强耐缺氧能力；能降低血脂，调节血压，保护肝脏，升高白细胞；有一定抗肿瘤作用；灵芝对放射损伤有一定防护效应，并有免疫加强作用。

研究发现，灵芝及灵芝孢子粉有很好的抗肿瘤作用。灌胃孢子粉、孢子粉水提取物、破壁孢子多糖、破壁孢子中提取的脂质成分，对多种小鼠移植性肿瘤增殖，如S180肉瘤、肝癌、网状肉瘤、非小细胞肺癌、淋巴瘤、乳腺瘤等都有抑制作用。灵芝孢子粉及其所含多糖的抗肿瘤作用，与其增强机体的抗肿瘤免疫力密切相关。

孢子粉还能明显增强化疗药环磷硫胺的抗肿瘤作用，并减少对其免疫系统、血液和肝脏的毒性。同时，孢子粉对小鼠具有辐射防护作用，可显著延长接受75Gy钴60射线照射小鼠的平均存活时间，提高30天存活率和白细胞总数。

多项研究结果，孢子粉及其醇提取物的抗肿瘤作用机制，主要与影响肿瘤周期，诱导肿瘤细胞凋亡和分化，抑制肿瘤细胞的侵袭、转移，抑制肿瘤血管新生等有关。

灵芝破壁孢子粉能抑制肿瘤生长，改善肿瘤患者各种症状，延长生存期，提高生存质量，消除或降低化学治疗和放射治疗的不良反应，使放、化疗患者能坚持到疗程结束，从而提高肿瘤的治疗效果。

研究者用灵芝破壁孢子按中药药理对脾虚模型小鼠肠吸收功能试验。结果：提高大鼠小肠对D-木糖吸收率，提示灵芝孢子有健脾、健胃的功效。研究中选择100例放、化疗病人观察，其中放疗和化疗各50例，平均年龄65岁；对照组60例，其中放疗和化疗各30例，平均62岁，上述病人均有食欲差、神疲懒言、食后腹胀、大便稀溏、面色萎黄、肌瘦无力、舌苔淡、脉细无力等症状。试验组日服灵芝孢子粉3次，每次0.4g，连续1个月，对照组按常规放、化疗。治疗结果：对食欲减退、神疲懒言、肢体倦怠、食后腹胀、大便稀溏的有效率，灵芝孢子组分别为88.4%、90.8%、83.1%、50%和57.1%，对照组分别为30.4%、22.9%、25.5%、0%和0%。

灵芝孢子粉治疗肿瘤，能减轻症状，降低放、化疗的不良反应，少部分病人肿块明显缩小。有报告，8例患者服用灵芝提取物和灵芝破壁孢子配合制成的胶囊治疗肺癌、肝癌、淋巴癌，疗程2个月，结果肿块缩小2例，症状明显改善4例，症状改善表现为疼痛显著减轻，食欲、精神、体力显著改善，便溏消失。恶性晚期肿瘤病人3例，原预测生存期不超过3个月，但在服用灵芝破壁孢子和灵芝浸膏粉制成的胶囊后，延长到11个月。

灵芝孢子粉破壁去油处理

灵芝孢子粉具有双层坚硬的细胞壁，其结构复杂、坚硬且耐酸碱，极难消化，必须进行破壁处理。而破壁处理后，其中的油易氧化变质，产生哈喇味，为了保证灵芝孢子粉的质量和祛病保健效果，需要去油处理。而孢子粉怕高温，以采用低温、超音速气流破壁、去油等工艺炮制的灵芝孢子粉为宜。

灵芝茶饮方

（1）灵芝茶

原料：灵芝10g，大枣3个，冰糖或蜂蜜适量。

用法：灵芝、大枣洗净，加水足量，煎煮3小时以上，冰糖或蜂蜜代茶喝，吃大枣。灵芝有苦涩味，配用大枣、冰糖或蜂蜜，有调味作用。

（2）灵芝黄芪茶

原料：灵芝、黄芪各等分。

用法：两药加工成细末，装瓶备用。每日1次，1次10g，用沸水浸泡，时时饮用。

功用：本茶有补气益脾的作用，适宜于体虚易感冒、白细胞减少、高脂血症者饮用。

（3）灵芝茯苓茶

原料：灵芝6g，茯苓10g，茶叶2g。

用法：将灵芝、茯苓粉碎，与茶叶混合，装入纤维纸或纱布小袋，每袋6g。每日2次，每次1袋，用开水冲泡饮用。

功用：本茶饮有提高机体免疫力，降低脂褐质素，祛除皮肤表面沉积，提高肠蠕动等功能，可用于祛斑保健。

防治小知识

多喝茶，助抗癌

研究表明，几乎所有种类的茶，均显示出抗氧化剂的性质，表明有抑制致癌物质的作用。茶叶中含有多量的维生素C，每100g中含180mg，而维生素C能阻止致癌物质亚硝酸的合成，抑制率达95.7%。中国预防医学科学院食品卫生研究所研究发现，用1g茶叶沏泡2次，每次用水150mL，饮用后就有阻断亚硝基化合物形成的作用；如用3~5g的茶叶泡饮，就可完全阻断亚硝基化合物合成。茶叶中含有的茶多酚和几种儿茶素，对癌细胞有抑制作用；含有的单宁能抑制细胞癌变和突变；含有的微量元素硒、锗等，也有很好的抗癌作用。由于茶叶对抗辐射损伤，尤其是对放疗引起的白细胞减少症，有显著的防治效果，因此，接受放疗的癌症患者也可多喝茶。

灵芝药酒

（1）灵芝人参酒

原料：灵芝50g，人参20g，冰糖500g，白酒1500mL。

用法：先将前2味洗净，切成薄片，晾干后与冰糖同放容器中，加入白酒，密封。浸泡10日后去灵芝、人参，搅拌后再静置3日，取上清液饮用。每日服2次，每次服15~20mL。

功用：本酒益肺气，强筋骨，利关节，适宜于肺虚气弱，久咳痰多，消化不良，失眠者饮用。

（2）灵芝大枣酒

原料：灵芝50g，大枣100g，白酒500g。

用法：将灵芝、大枣放瓶中，加入白酒，密封，1个月后饮用。每日服2次，每次15~20mL。

功用：本方以灵芝补气益血、养心安神，大枣增强灵芝的功能，可用于心脾两虚，心悸失眠，并宜于气血不足，体倦乏力，心悸短气者调治。

（3）灵芝山药酒

原料：灵芝25g，山药25g，五味子25g，山茱萸25g，米酒1000mL。

用法：将灵芝与另3味中药切碎，浸于米酒中，密封，置阴凉处，每日摇晃1次，7日后饮用。每日2次，每次服10~15mL。

功用：本酒具有益肝肾、补心脾等功效，适用于体虚，神经衰弱，失眠，脾肾虚，遗精，尿频，白带过多等。

灵芝粥膳

（1）灵芝苏子粥

原料：灵芝15g，苏子15~20g，粳米100g。

用法：灵芝切片，苏子捣碎如泥，两者同放锅中，加水，文火煎煮2次，合并煎汁，备用。粳米淘洗后下锅，加入灵芝、苏子煎煮液，文火熬煮，至米八成熟时加冰糖，继续熬煮至米熟粥成。本膳可供早、晚餐或点心，温热服食。

功用：本粥止咳平喘，养胃润肠。适宜于急、慢性气管炎，咳嗽多痰，胸闷气喘，以及大便干结难解等。

（2）灵芝菱粉粥

原料：灵芝15g，菱粉35g，粳米100g。

用法：灵芝切片，放砂锅中，加水，文火煎煮2次，合并煎汁备用。粳米淘洗后置锅中，加入煎取的灵芝水，文火熬煮，待米煮至快熟时，调入菱粉、红糖煮粥。

功用：本膳可供早餐或点心食服。健脾胃，强脚膝，补气血，可作为防治胃癌、食管癌、乳腺癌、宫颈癌的辅助食疗。

（3）灵芝薏苡仁粥

原料：灵芝15g，薏苡仁30g，粳米100g。

用法：灵芝切片，加水煎煮2次，合并煎汁备用。粳米淘洗干净，与薏苡仁同下锅，加入灵芝水，用文火煮粥。

功用：本膳可供早晚餐，温热服食。健脾胃，利水湿，抗肿瘤，适宜于老年性浮肿，脾虚腹泻，风湿痹痛，筋脉拘挛等，可作为防治肿瘤的辅助食疗。

灵芝对抗放化疗不良反应

据100例研究观察，服用灵芝破壁孢子粉配合放、化疗治疗恶性肿瘤。结果：肿瘤患者的神疲乏力、自汗盗汗、心悸气短、失眠、腹胀、疼痛、恶心、食欲不良、咳嗽、腹泻、便秘等症状均有明显改善，生存质量提高，有效率53.6%。表明灵芝孢子粉对抵抗放、化疗引起的不良反应有显著效果。

灵芝药膳

（1）乌鸡大枣灵芝煲

原料：乌骨鸡约750g重者1只，大枣50g，灵芝30g。

用法：宰鸡，治净；大枣、花生加水浸半天；灵芝加水浸半天，煎取汁；将鸡及大枣同放瓦罐中，加灵芝煎汁，放盐，用文火煲2小时，加葱段、鸡精，煮3分钟，吃鸡肉、大枣，喝汤。

功用：大枣中维生素的含量颇丰，有天然维生素丸之称，有增强免疫力、抗疲劳、护肝、调节胃肠功能等作用。灵芝含有多种氨基酸，并含肽、蛋白质、糖类、甾醇类等，对肝保健多有裨益，配合乌骨鸡煲制，对肝保健、防治肝病有帮助。

（2）灵芝猪肺汤

原料：灵芝15g，猪肺100g，党参10g。

用法：灵芝切成薄片，猪肺洗净后切成块。灵芝片和党参加水煎煮2次，每次30分钟，取汤汁弃渣。猪肺先煎滚水中煮沸5分钟，捞出弃水。猪肺放锅中，倒入灵芝煎汁，放姜片，沸后加料酒、精盐，改用文火炖至猪肺熟烂，撒入葱花，调好味食用。

功用：本膳补肺、平喘，有助于防治支气管哮喘及肺气虚弱、感冒、咳嗽、哮喘等。

（3）灵芝煲乌龟

原料：灵芝30g，大枣15个，乌龟约250g重者1只。

用法：宰乌龟，治净，切块，下锅略炒，然后盛砂锅中，放大枣、灵芝片，加水煲汤，炖至酥烂，调好味食用。

功用：本膳补益气血，生精填髓，治疗气血精津不足、体虚早衰等；亦可用于癌症患者的辅助治疗。

煲的技巧

煲汤要掌握好时间，太短了有效成分不能完全溶出，加热时间过长，原料中的营养物质氨基酸类会产生新的物质，营养反而被破坏。一般鱼汤1小时，鸡汤、排骨汤2~3小时，特殊需要的可更长些。煲品可放食盐做成咸味，作佐餐菜肴，也可加糖做成甜味，作点心食用。煲品原料中会配用中药，如人参、枸杞子、黄精、玉竹、天麻等，洗一下后直接放入，煲制后可与其他食物一并吃下。其中采用的是不能直接食用的中药，可用洁净纱布包裹放入，待煲制好后弃药包食用。

防治小知识

灵芝辅助治疗方

（1）灵芝女贞丹参汤

原料：灵芝12g，女贞子15g，丹参9g，鸡内金9g。

用法：将灵芝、女贞子、丹参、鸡内金放砂锅中，加水煎熬，连煎2次。将所得煎液，分早、晚两次服用，连服1个月。

功用：灵芝、女贞子滋补肝脏，丹参能和血，内金助消化。四味同用，可治疗肝肾不足所致的胁痛、疲劳、纳差，对慢性肝病有效。

（2）灵芝双参汤

原料：灵芝15g，百合13g，南沙参10g，北沙参10g。

用法：将灵芝、南沙参、北沙参、百合放砂锅中，加水，连煎2次，合并煎汁，分早、晚2次分服。

功用：本方养阴润燥，抗癌保健。

（3）灵芝黄芪汤

原料：灵芝15g，黄芪15g，党参10g，山楂10g，枸杞子10g，败酱草15g，柴胡5g，甘草5g。

用法：灵芝、黄芪、党参放砂锅中，加水浸泡片刻；上文火煎煮1小时，然后加入山楂、枸杞子、败酱草、柴胡、甘草煎煮20分钟，倒出煎液，再向药渣中加水煎熬取煎液，合并2次煎液。每日2次分服。

功用：本膳具保肝、促进肝细胞再生等功效。

灵芝膏方

（1）灵芝大枣膏

原料：灵芝300g，大枣300g，饴糖500g。

用法：将灵芝切成薄片，与大枣一起放砂锅中，加适量水煎熬，连煎2次，合并煎汁，加热后加入饴糖，搅拌成膏状。每次1匙，用沸水调和温服，每日2次。

功用：本膏养心益肺，强肝健脾，可用于治疗咳嗽多痰，胸闷气短，失眠健忘，消化不良等。

（2）灵芝川贝膏

原料：灵芝100g，白及60g，川贝100g，白糖100g，蜜糖50g。

用法：灵芝切片，加适量水煎取汁液2次，合并煎汁，文火加温浓缩，先加蜂蜜熬至浓稠后再加白糖，最后加白及粉和川贝粉，搅拌均匀成膏状，即可起锅。每天早晚各1次，每次1汤匙，连服1个月。

功用：本膳适宜于治疗咳嗽痰喘病症。

（3）施氏桑葚蜜膏

原料：鲜铁皮石斛（榨汁）600g，九制何首乌600g，桑叶600g，桑葚600g，人参叶250g，麦冬250g，灵芝破壁孢子粉（分冲）60g，蜂蜜600g。

用法：鲜铁皮石斛洗净，切成段拍松，放榨汁机中，加水约500mL榨取汁，过滤取清汁；将首乌、桑叶、桑葚、人参叶、麦冬，连同铁皮石斛渣，一并放锅中，加水足量，文火熬煮2小时，连煎2次，合并煎汁，过滤取清汁；蜂蜜加水用小火煮沸，过滤去渣。蜂蜜、鲜铁皮石斛清汁与药汁同放锅中，用小火浓缩，边煮边搅，至黏稠成薄膏，住火候凉后装瓶。1日2次，每次取1匙，加灵芝破壁孢子粉0.5g，用沸水冲化服用。

功用：本膏方在传统桑葚蜜膏的基础上，配用九制何首乌补肝肾，鲜铁皮石斛养阴，灵芝破壁孢子粉保肝，人参叶、麦冬清养生津，可用于调治慢性肝病、睡眠障碍。

防治小知识

认识三代灵芝孢子粉

灵芝孢子粉的利用过程中，已经发展到了第三代。第一代灵芝孢子粉，无破壁技术，很难被人体吸收，成品无苦味。第二代破壁灵芝孢子粉，采用破壁工艺，但壁壳与活性成分混杂在一起，长期服用，会加重肠胃负担，活性成分含量仍然较低，成品苦味不明显。第三代去壁灵芝孢子粉，去除壁壳，留下精华，可以被人体高效吸收，活性成分含量提升10倍左右，成品苦味浓郁。

灵芝中成药

（1）人参灵芝精

原料：人参、灵芝、五味子、黄芪等。

用法：口服液，每支10g。每日2次，1次1支，于早晚空腹时服用。

功用：本方益气生津，养心安神，治疗倦怠乏力，失眠多梦，心悸不宁，眩晕健忘。

（2）灵芝北芪片

原料：灵芝膏粉、黄芪膏粉。

用法：每日2~3次，1次4~6片。

功用：本方具有养心安神、补气益血功效，可用于治疗神经衰弱，失眠健忘，食少体倦，气短多汗等病症。

（3）灵芝洋参三七散

原料：灵芝60~90g，西洋参30g，三七30g，丹参45g。

用法：将灵芝、西洋参、三七、丹参烘干，研粉，放瓶中。每日2次，每次3g，温开水送服。灵芝、西洋参能养心益气血，降低胆固醇；三七、丹参能和血通络、止痛。

功用：四味同用，具有益气养阴、通络止痛等作用，可治疗阴虚兼瘀血所致的心悸、胸痛、气短、口干等。

防治小知识

灵芝、灵芝超细粉与灵芝孢子粉

灵芝是多孔菌科真菌灵芝的子实体，采收后除去杂质，剪除附有朽木及培养基质的下端菌柄，去除泥沙，阴干，切成小块供药用。灵芝超细粉是经过粉碎处理的灵芝，做法是取干燥的灵芝在粉碎机上粗粉碎后，再放入超细粉碎设备，持续运行，粉碎至一定程度。灵芝孢子粉是灵芝成熟时，芝盖上面释放出的粉末，这些如烟似雾状的粉末才是灵芝的精华。破壁灵芝孢子粉是经过破壁处理的灵芝孢子粉，去壁壳，留精华，能最大程度地被人体吸收利用。

附：《经视养生会》说中药抗癌瑰宝——灵芝

主持人：品质生活，从健康开始。这里是浙江电视台《经视养生会》。大家好，我是杨蒙，无论是古代还是现代，灵芝的药物价值都得到了人们的充分肯定与利用，如保肝解毒作用、对心血管系统的作用、抗衰老作用。其中，灵芝的抗肿瘤作用是人们最为重视的一点。今天的节目我们就来说一说中药界的抗癌瑰宝——灵芝。首先介绍一下今天的嘉宾，欢迎来自省立同德医院的施仁潮教授，欢迎施教授。

施仁潮：大家好！我是老中医施施仁潮。

【专家名片】施仁潮教授、主任中医师、硕士生导师，中华中医药学会亚健康分会理事。主攻风湿病、胃肠病、癌症调治和亚健康调理，著有《名医朱丹溪论治痿痹的经验》《骨关节病中医保健》《胃肠病中医保健》《膏方宝典》等，多次获原卫生部、国家中医药管理局等科技成果奖励，先后被评为浙江省优秀科普先进工作者、浙江省优秀科技工作者、全国中医药科普专家。

主持人：还有我们经视养生会的热心粉丝熳君，欢迎熳君！

熳君：经视养生会，带我找健康，大家好！

主持人：癌症又称恶性肿瘤，提起它很多人都会不寒而栗。它是当代威胁人类健康最严重的疾病之一。近年来随着环境污染、化学毒素、食品安全等问题的加剧，我国癌症的发病率呈逐年升高趋势。

【VCR】卡通片段：癌症的相关数据。

熳君：每分钟有8人确诊为癌症！虽然说现在身边听到得癌症的人很多，可是每分钟8个人，这么高的发病率，真的是把我给惊到了。

主持人：确实，如今癌症已经变成我们身边常见的词汇，身边患"癌"的人越来越多。今天我们讲的是灵芝抗肿瘤，灵芝是自古以来就有的，药用价值也是很早就被肯定了；那癌症呢，古代有"癌"一说吗？

施仁潮：癌症肯定是一直存在的，只是叫法上不一致。前人描述的名目很多，历代文献所记录的名称有肿疡、瘿瘤、恶疮、瘤、岩等。12世纪的宋朝，东轩居士撰写过一本《卫济宝书》，首次提到"癌"这个名词。直到1915年"癌"字才正式出现在《辞源》和《中华大字典》中，解释"癌"是恶性肿瘤。真正确认是因癌症而死的中国皇帝，应该是清朝末代皇帝宣统爱新觉罗·溥仪。早在1962年，溥仪和李淑贤结婚后的两个星期，出现尿血症状，医师诊断他有"膀胱热"，开了一些药给他，也没有作进一步检验。两年后，当时的总理周恩来得知溥仪有尿血，要求有关部门对溥仪进行全面身体检查，才发现是膀胱癌。

主持人：这么说起来，癌症是自古以来就有的，只是现今对癌症的认识更为透彻。不过目前依然有很多人"谈癌色变"，以为患上癌症就意味着死亡。

熳君：是的是的，癌症起码对我来说真的是件很可怕的事情，患上癌症就等同于痛苦和死亡。内心对癌症真的很恐惧。

施仁潮：尽管癌症目前仍是医学界尚在攻克的难题，但人类面对癌症并非束手无策。目前治疗癌症的方法主要分为两大类，即西医和中医。西医以手术、放化疗等手段对病变部位进行切除，效果立竿见影，是当今肿瘤治疗的常规手段。不过单一手术、化疗、放疗等杀伤治疗方式存在诸多缺陷，并不能杀灭所有肿瘤细胞，也不能阻止肿瘤复发、转移；还会产生诸多毒副作用，如自身抗肿瘤免疫力降低、肝肾等重要器官损伤，甚至因此直接或间接导致死亡。与手术、化放疗相比，中医疗法在缓解西医治疗相关毒副反应的控制方面具有明显优势。在运用西医疗法的同时充分发挥中医药在这方面的优势，将有利于提高整体治疗效果，其中早期癌症九成是可以治愈的。对机体具有免疫调节作用的灵芝，被作为中药抗癌的首选良药之一。

主持人：早期癌症经过合理的治疗有九成的治愈率。这倒是挺让人觉得安慰的。继续今天的话题，对于癌症病人不能吃什么的问题，现实之中往往容易规避。而吃什么好、如何吃的问题，大家都很难把握。施主任说了灵芝是抗癌的良药，这灵芝到底好在哪里呢？

施仁潮：灵芝有抗癌作用，灵芝中的孢子更是灵芝精华凝聚的物质，所含的灵芝多糖、三萜类等活性物质是灵芝子实体的数倍之多。灵芝孢子粉药效成分含量决定了其功能的发挥，去壁灵芝孢子粉是目前唯一的医用级灵芝孢子粉。

熳君：去壁孢子粉、医用级孢子粉？这不太理解，还是要施主任来跟我们说一说。

施仁潮：灵芝孢子是灵芝的种子，灵芝孢子外面有层坚硬的外壁，就像山核桃的壳一样，如果直接服用，很难被人体吸收，只有打开这层外壁，其中的有效成分才能被人体利用吸收。

主持人：为什么只有去壁的孢子粉才是有资格作为医用治疗？

施仁潮：医用级去壁灵芝孢子粉，属于灵芝孢子粉的第三代技术产品。它是以药品标准生产的中药类产品，这一点区别于保健用灵芝类产品，是以针对肿瘤、乙肝等治疗需求为目的。第一代灵芝孢子粉因为没有破壁技术，所以其有效成分很难被吸收；第二代灵芝孢子粉虽然做到了破壁，解决了孢子粉吸收难的问题，但未能从本质上提高孢子粉的有效成分含量，因为灵芝孢子粉破壁后，功效成分及无效的壁壳和油脂成分仍相互混杂；第三代技术的医用级灵芝孢子粉，在破壁后再次分离了65%左右的壁壳。从另一方面，相当于使灵芝多糖、三萜等首要功效成分含量达到10倍级提升，因而具有更加优秀的临床使用效果。

主持人：医用级的去壁灵芝孢子粉具体是怎么发挥作用的呢？

施仁潮：肿瘤的手术切除、化学治疗和放射治疗只解决了"祛邪"，其过程中会伤及正气，这时扶正尤其重要。灵芝孢子粉在肿瘤治疗中，恰恰弥补了手术切除、化学治疗和放射治疗的不足，在扶正固本、增强免疫力、抑制肿瘤方面表现出显著的效果。

具体有什么作用呢？请看现代医学关于灵芝抗肿瘤研究：

- 灵芝（多糖成分）增强多种免疫细胞功能。
- 灵芝（三萜成分）直接抑制肿瘤细胞生长。
- 灵芝抑制肿瘤血管新生。
- 灵芝抑制肿瘤细胞侵袭和转移。
- 灵芝有效减轻放化疗毒副作用。

熳君：施主任，如果肿瘤患者到了无法用手术、放化疗的地步，能否用灵芝进行治疗呢？

施仁潮：无法手术、放化疗的癌症患者多是因病情过于严重，或者年龄偏大，自身抵抗力非常弱，无法承受放化疗副作用影响所致。这时候通过灵芝制剂的调理，能起到减缓病症发展、减轻病人痛苦的效果。少数肿瘤患者经灵芝制剂辅助治疗后能长期带瘤生存，也是由于灵芝孢子粉增强机体抗肿瘤免疫力，抑制肿瘤血管新生，抑制肿瘤细胞黏附和移动，限制了肿瘤进一步发展和转移的结果。

主持人：也就是说即使癌症已经到了无法化疗放疗的程度，服用灵芝制剂也可以减轻患者痛苦，甚至长时间带瘤生存。感谢主任的介绍，继续今天的话题。灵芝用于抗肿瘤及协同治疗有效，有充分科学根据，但是抗药性是癌症病人在治疗过程中常会遇到的问题，也就是原本用起来很顺的化疗药，在经过一段时间后，效果越来越差，甚至完全无效。灵芝孢子粉会有这样的问题吗？

施仁潮：灵芝孢子粉用来协同治疗癌症，不但不会有耐药性，还能逆转肿瘤细胞的多重耐药性，提高抗肿瘤药杀伤肿瘤的效果，甚至可大幅降低化疗药的用量。灵芝是药食同源的菌类，抗肿瘤的原理是以扶正固本、增化机体免疫力实现的，这一点不同于西医的直接杀伤作用，所以孢子粉调理只会起到正向抗癌作用，不会产生副作用。医用级灵芝孢子粉是采用超音速气流破壁工艺，确保了在破壁时不受镍、镉等重金属污染。同时独有的去油技术解决了产品易氧化变质的问题，确保产品的安全。

熳君：看来这灵芝孢子粉真是个好东西，不但能协同治疗癌症，还不会有耐药性和副作用。

主持人：灵芝孢子粉用来治疗癌症，什么时候服用比较好呢？化疗前还是化疗后呢？

施仁潮：在肿瘤治疗过程中，灵芝的服用周期宜尽量延长，最好贯穿肿瘤治疗前、中、后三个时期。在准备肿瘤手术、放化疗治疗前1~2周用药，可事先提高机体耐受基础，对术后恢复起促进作用。在整个放化疗期间，视病人反应程度，可在下次化疗前2~3天即时加大用量。康复期则最好能继续维持一段时间用药，有条件者可长期服用，使机体免疫力始终处于较高状态，减少肿瘤复发、转移机率，巩固治疗效果。

主持人：用量上有什么要求吗？

施仁潮：根据研究，灵芝应用抗肿瘤及协同治疗时，成人对灵芝提取物要求在每天2g以上。要达到2g的灵芝提取物含量，一天的服用灵芝孢子粉剂量需在100g以上，这么大剂量患者是难以服用的。而以医用级灵芝孢子粉30%功效含量计，只需要每天6g剂量。

在这里，我还是要提醒肿瘤患者，总结灵芝40多年的药理研究结果可以发现，灵芝抗肿瘤机制是多元化、多靶点的，但不意味着灵芝可以替代主流治疗手段。因为灵芝多种作用机制虽然有效且安全，却没有单一使用手术、放化疗来得强，也说明了已长至较大的肿瘤可能超越了单用灵芝的调控能力范围。但是如果把灵芝作为一种癌症协同治疗用药确是最合适不过，在相当程度上提高肿瘤治疗效果，减少复发、转移的风险以至延长生存期。

主持人：化疗是目前对肿瘤最主要的治疗方式，但由于化疗药基本上都是毒杀细胞和干扰细胞代谢的药物，治疗过程中会对身体造成极大的伤害，并造成患者极大的痛苦和不舒服，以致许多患者常无法全程做完化疗，影响治疗效果。如何在治疗过程中提供适当的保护，让肿瘤患者可以做完整个化疗疗程，或许灵芝孢子粉是个不错的选择。好了，今天的节目就到这里。感谢施教授和熳君做客今天的节目。再见！

人参补气助抗癌

人参是五加科植物人参 *Panax ginseng* C.A.Mey 的根。人参生长在气候寒冷、土地肥沃、雨水充沛的环境中。我国东北地区，特别是深山丛林一带，自然条件优越，人参资源丰富。人参有良好的补益健身作用，《中药大辞典》称其大补元气，固脱生津，安神。治劳伤虚损、食少、倦怠、反胃吐食、大便滑泄、虚咳喘促、自汗暴脱、惊悸、健忘、眩晕、头痛、阳痿、尿频、消渴、妇女崩漏、小儿慢惊，及久虚不复、一切气血津液不足之证。但凡气虚、元气不足、五脏亏损、心神不宁、津血亏虚等引起的一切病症，都适宜于服用。至于人参与其他药物配伍，适宜的病症非常广泛。

古今抗癌重人参

传统的治疗癌肿方剂中，常采用人参来养正破坚积，现代在癌症的放、化疗中，重视服用人参。人参功能补肺健脾，大补元气，不但对癌症患者出现的虚弱病症有调养补益作用，且能抗癌肿，对治疗癌症也有裨益。本草学专著《名医别录》记录人参的功能主治，说它"疗肠胃中冷、心腹鼓痛、胸膈逆满、霍乱吐逆，调中，止消渴，缓血脉，破坚积，令人不忘"。其所描述的许多功用已涉及防治癌症。

从抗肿瘤作用研究来看，人参对于防治癌症确是大有裨益的。有报道，对收治的肝癌、鼻咽癌、宫颈癌病人在常规抗癌药或放疗的基础上，分成两组，其中一组病例配合服用人参，连服1个月，另一组相应病例进行对照观察。结果表明，服用人参组症状得到改善，白细胞升高，肿块缩小，体重增加，血小板增加，仅1例发生恶化；对照组则有7例恶化。

另有报导，将唇癌患者划分为服用人参组和不服用人参组，前者每日给服一定剂量的人参，后者不服人参作为对照，两组均作放射治疗。结果服人参组的病人没有1例复发，也没有1例扩散，而对照组有的发生扩散，有的死亡。这说明人参对于抗癌症转移和防止复发都有帮助。

防治小知识

野山参、移山参和园参
　　野山参是山野林海中自然生长的人参，其生长过程未经任何人工管理，纯属天然而成。又叫作山参、真人参。移山参即山参经过移植者，又叫作山参扒货。一类是深山密林里发现的人参，生长年份少的，采挖带回，人工移植，经数年后采挖；另一类是人工种植的幼小园参，在一定时候移植于山野，任其自然长成，过若干年后，挖取出来。园参是人工种植下生长而成的人参。

人参抑制癌细胞

现代研究证实，人参既可调动机体的免疫系统，抑制肿瘤生长，还有使某些癌细胞发生逆转，使之为"正常化"的作用。

人参的抗肿瘤作用，主要是其中所含的人参皂苷、人参多糖、人参三炔醇及人参根的锗化物等。

人参皂苷具有活化细胞的功能，它可使癌细胞分化或变为脱分化状态，从而抑制癌细胞增殖，达到抗癌的目的。

从人参中提取到的含有多种人参皂苷的混合体——"蛋白质合成促进因子"，能够促进蛋白质、脂质的代谢，提高血清蛋白的合成率。有学者在对43例癌症患者的治疗中，让其连续服用含有"蛋白质合成促进因子"10mg的人参片，结果食欲改善，体重增加，症状好转，腹水减少。大部分病例血象和免疫情况得到改善，表现为红细胞和血红蛋白升高，白细胞增高，球蛋白IgM含量增加，网状内皮系统功能增强。

另有研究发现，人参皂苷Rh2能有效抑制癌细胞侵袭和转移。研究人员说，Rh2具有诱导癌细胞凋亡、分化和调控细胞周期的抗癌活性，Rh2和Rg3则具有抑制癌细胞转移的作用，都有助于癌症治疗和改善病情。将人参皂苷Rh2与紫杉醇一起进行细胞实验发现，Rh2对肝癌、肺癌、乳腺癌、肺腺癌的细胞均有抑制效果，并且能加强对癌细胞的毒杀效果。

人参皂苷Rg3具有选择性地抑制癌细胞浸润和转移的特殊药理作用。对人参皂苷Rg3抑制胃癌血管生成的临床研究发现，术前口服两周，术后观察病理标本的血管数量变化，观察组胃癌患者的微血管密度明显低于对照组。另有药效学实验证明，人参皂苷Rg3对肿瘤患者肺转移、肝转移的抑制率达到71%~81%，据200余名肿瘤患者服药观察，抗转移有效率为60%~70%。

人参多糖可通过调整肿瘤患者的免疫功能来抑制肿瘤的生长，人参炔三醇具有较强的抗肿瘤作用，人参根中含有的有机锗化物对肺癌、肝癌和白血病有良好的治疗效果。

防治小知识

红参与生晒参

红参是人参生品经熟加工而成，采用园参剪去支根及须根，洗刷干净，蒸2~3小时，至参根呈黄色，皮呈半透明状，烘干或晒干而成。生晒参是新鲜人参洗刷干净，作干燥处理而成。生晒参、红参的主要成分均为人参二醇、人参三醇，有抗癌保健的物质基础。生晒参甘而能清，养阴而清虚火，多用于清养；红参因经蒸煮加工，由生变熟，性偏温热，甘而兼温，气味浓厚，具有温养生发之性，适宜于温补。

人参入编《肿瘤科中西药物手册》

《肿瘤科中西药物手册》书中设"抗肿瘤中草药"一章，列有"人参"专条。

化学成分：含人参皂苷，皂苷元为人参三醇。含挥发油，主要成分为人参稀。此外含人参醇、胆碱、糖类、多种氨基酸和肽类、维生素B_1、维生素B_2、烟酸和多种微量元素。

功能主治：补元气，固脱生津，补益脾肺，安神益智，败毒抗癌。广泛应用于宫颈癌、肝癌、食管癌、乳腺癌、急性白血病等各种肿瘤。

药理作用：抗肿瘤，人参提取物对艾氏腹水癌、腺癌755、小鼠肉瘤S180等均有抑制作用。人参皂苷对肝癌细胞不仅有抑制生长的作用，还能使其发生趋于正常化的改变。增强免疫，人参多糖能增强机体的免疫能力，抑制癌细胞的增殖，能刺激造血功能，防治多种原因引起的白细胞下降。含有"蛋白质合成促进因子"，能促进蛋白质、脂质、核糖核酸等生物高分子的合成，提高机体免疫力，在肿瘤治疗中发挥辅助作用。其他如中枢神经系统兴奋作用，能加快神经冲动传导，缩短神经反射潜伏期，但大剂量人参皂苷时反而呈抑制作用，因其有改善大脑皮层兴奋和抑制平衡的特点，故能增强条件反射，提高分析功能，减少疲劳感。小剂量运用人参皂苷能加强心肌收缩力，作用特点类似于强心苷，又能使末梢血管收缩，血压轻度上升；能兴奋垂体-肾上腺皮质系统，提高机体对外界不良刺激的抵抗力，增强机体抗病能力；有抗过敏作用，还有类似于去氧皮质酮的抗利尿作用；能调节胆固醇代谢，减少高脂血症的发生。

临床应用：人参能增强机体的免疫力和抵抗力，抑制肿瘤生长，防止白细胞减少，被应用于各种实体瘤的治疗，特别在手术切除后，放、化疗时，常配合使用。可单独炖汤服用，配制丸散服用，也可提取其有效成分，制成片制、针制等使用。

治疗宫颈癌：人参18g，生鳖甲18g，花椒9g，磨为细粉，分为6包，每晚1包，开水冲服。连服3包后可减轻腹痛。24包为一疗程。(《全国部分名老中医验方》)

治疗食管癌：人参汁、龙眼肉汁、蔗汁、梨汁、芦根汁、人奶、牛奶，各取等分，姜汁少许，隔水炖膏，徐徐频服。(《冷庐医话》)

治疗肝癌：生晒参3g，黄芪12g，香附9g，郁金9g，丹参9g，凌霄花9g，桃仁泥9g，炙鳖甲12g，八月札12g。水煎服。(《肿瘤的辨证施治》)

防治小知识

人参用于肿瘤转移肠梗阻

刘鲁明教授在《肿瘤科中西药物手册》前言中介绍，一位肿瘤广泛转移的患者，化疗后出现了完全性高位肠梗阻，呕吐不止，生命危在旦夕，会诊意见需要尽快手术。根据中医理论，患者四肢冰冷，舌淡，脉细欲绝，属中医气虚之证，建议试用人参针剂，并在手术前给病人用上。试用后次日胃内引流液明显减少，3日后竟然完全消失，还可以从胃管中灌入中药和野山参煎液。数日后，竟奇迹般地拔除了胃管，重新站了起来。胃肠造影显示癌肿压迫仍在，但肠梗阻已解除。

人参与西洋参

人参通常指生晒参、红参等，与西洋参比较，均有补益的作用。其主要成分均为人参皂苷二醇、人参三醇。

药理研究证明，人参二醇中的单体人参皂苷 Rb1 有镇静安神作用，可解热、镇痛、解痉；而人参三醇中的单体人参皂苷 Rg1 有神经兴奋作用，可升高体温和抗疲劳。两者都有助于抗肿瘤保健。

比较而言，人参皂苷 Rg1 含量，人参要高于西洋参，所以西洋参的清补作用见长；人参皂苷 Rb1 含量，人参要比西洋参低，所以人参的温养作用见长。

在具体选用上，中医讲究的是药性。生晒参性较平和，偏于平补，味微甘，一般的气虚、血虚、阴虚都可服用。气虚指精神疲乏、说话有气无力、稍动就感气急、食欲不振、进食后腹胀、大便不成形、容易出汗、稍受凉即感冒的症状表现；血虚是面色萎黄或淡白无华、唇色淡白、指甲不红润、常感头晕眼花、心中悸动、失眠多梦、手脚发麻症状表现；阴虚则指形体消瘦、口干咽燥、低热、心烦难以入睡、睡中汗出、性情焦躁、容易发火、大便干结症状表现。生晒参补而不燥，可以配合选用。

红参，是生晒参经蒸煮加工，由生变熟，性偏温热，味甘气浓，温养作用较著，仅适宜于阳气偏虚，而有精神疲乏、气短懒言、稍活动即气急、容易出汗、身寒怕冷、蜷卧嗜睡、食欲不振、进食后腹胀、小便清长及大便溏稀等症状表现者。阳虚、气虚者最为对证，血虚者可配合选用，阴虚者则不相宜。

西洋参味甘、苦，性偏于凉，有养阴清火，养胃生津的作用，对于肺虚久咳、咯血；热病伤阴，咽干口燥、虚热烦倦；劳心过度，虚火妄动，心中烦热、不寐、尿赤等病症表现较为对证，癌症患者有此类表现者宜于选用。

简而言之，对于癌症患者来说，凡病症虚而有火的，可用西洋参；病症有虚而有寒的，宜选红参；病症错杂的，可用生晒参来调养补益。

鼻咽癌辅助治疗方

（1）鲜莲参耳汤

原料：鲜莲子30g，生晒参6g，银耳10g。

做法：银耳用温水泡发，放大碗内，加清汤150mL，蒸1小时，使银耳完全蒸透取出；鲜莲子剥去青皮和一层嫩白皮，切去两头，去心，用沸水余过；生晒参用水浸软，切作薄片。将3物同放锅中，加冰糖适量，倒入浸生晒参的水，并加水至足量，用小火煮至酥烂，作点心食用。

功用：本方有益气养阴的作用，适宜于鼻咽癌者调养。

（2）参花汤

原料：生晒参5g，金银花10g，白花蛇舌草20g，夏枯草20g。

做法：生晒参加水煎取汁；另3味一并同煎，连煎2次，取2次药汁混合，兑入人参汁，分2次温服。

功用：本方系作者临床用方，人参益气扶正以增强机体抵抗力，金银花、白花蛇舌草、夏枯草均为清热解毒之品，合而益气扶正，清火解毒，用于防治鼻咽癌。

（3）山慈菇百合煨瘦肉

原料：山慈菇6g，鲜人参15g，鲜百合100g，猪瘦肉150g。

做法：山慈菇洗净，用清水浸透；鲜人参洗净，切作薄片；百合洗净，掰开；瘦猪肉用温水洗净，切成长3cm、厚1.5cm的块。将生晒参等连同猪瘦肉一并放锅内，加水足量，放冰糖，用文火炖至肉酥烂，作点心食用，也可加盐烧成咸味。

功用：本方中山慈菇是抗癌佳品，人参益气扶正，百合善润肺养阴，瘦猪肉长于补益，合而炖煮，适宜于鼻咽癌者扶正抗癌。

肺癌辅助治疗方

（1）参麦甲鱼

原料：约1000g重甲鱼1只，生晒参3g，麦冬6g。

用法：杀甲鱼，置沸水中煮2分钟取出，顺裙边剖开盖，撕去盖上的粗皮，去头及内脏，洗净，切作小块；生晒参加水浸透，切作薄片。将甲鱼块、生晒参片、麦冬一并放大碗内，加葱、生姜、黄酒、鸡清汤，盖上剖下的甲鱼壳，上笼蒸1小时，去葱、生姜，调好味。吃甲鱼、生晒参及麦冬，喝汤，分2次吃下。

功用：本方有补益气阴的作用，适宜于肺癌者调养补益。

（2）补气阴抗癌汤

原料：西洋参6g，太子参15g，北沙参15g，百合15g，炙黄芪15g，白花蛇舌草30g，半枝莲30g，龙葵30g，杏仁6g，五味子6g。

做法：上药除西洋参另煎外，其余各药同放砂锅内，加水浸1小时后煎取汁，连煎2次，将2次煎汁混合，兑入西洋参煎汁，分2次于空腹时饮服。

功用：本方载录于《抗癌中草药大全》，有益气养阴、扶正抗癌的作用，适宜于肺癌咳嗽少痰、声低气短、面色苍白、神疲乏力、口干、潮热盗汗者服用。

（3）三七肉饼

原料：三七10g，红参10g，鹿角胶10g，面粉100g。

做法：将红参、三七、鹿角胶加工成细粉，过筛后，和入面粉，加适量清水，放食盐，揉面成饼，上笼蒸30分钟即成。

功用：本方有补气益阴、养血化瘀的作用，适宜于肺癌并肋骨转移、白细胞计数明显降低者食用。

三七助抗癌

三七，性温味辛，功能活血化瘀，消肿定痛，主治咯血、吐血、衄血、便血、崩漏、外伤出血、胸腹刺痛、跌仆肿痛。在抗肿瘤方面，三七总皂苷对肿瘤细胞有抑制作用，会诱导肿瘤细胞凋亡。三七总皂苷可以与肿瘤细胞通道蛋白结合，产生阻滞性，阻止化疗药物被排出，达到更好的治疗效果。三七总皂苷具有改善血管内皮功能、降低血液黏稠度、抑制血小板活化和聚集，从而具有抗血栓、抗癌栓形成的作用，有助于防治肿瘤转移。

食管癌辅助治疗方

（1）双调饮

原料：怀山药9g，枸杞子9g，肉苁蓉9g，人参6g，当归6g，牛膝6g，茯苓6g，陈皮3g，砂仁3g，姜半夏4.5，青皮4.5g，沉香1.5g。

做法：上药放砂锅内，加水浸1小时，煎取汁服用。每日1剂，煎2次，合并煎汁，分2次温服。

功用：本方载录于《医醇賸义》，适宜于食管癌喉下作梗，继而食入即吐，或食少吐多，日渐便溺艰难者服用。

（2）三参饮

原料：红参3g，太子参20g，北沙参20g，天花粉20g，白花蛇舌草50g，核桃树枝50g，山茱萸10g，女贞子10g，鸡内金10g。

做法：上药除红参另煎外，其余各药一并放砂锅内，加水煎2次，将2次煎汁混合，冲入另煎好的红参汁，分2次饮服。

功用：本方有益气养阴、扶正解毒的作用，适宜于食管癌饮食不下、形体消瘦、乏力气短、吞咽困难、唇干舌燥、面色苍白者服用。

（3）秘传噎膈膏

原料：西洋参9g，鲜龙眼肉100g，鲜芦根2000g，甘蔗肉2000g，梨肉2000g，人奶50g，牛乳50g。

做法：西洋参加水煎取汁，连煎2次，取汁备用；鲜龙眼肉、鲜芦根、甘蔗肉、梨肉分别榨取汁。将西洋参煎汁与各种榨取汁及人奶、牛乳一并混合，加生姜汁5、6滴，用文火煮沸，盛瓶备用。以上为3天量，在3天内时时饮服。

功用：本方载录于《冷庐医话》，有补气养阴、扶正抗癌的作用，适宜于晚期食管癌全身衰竭或放疗、化疗、术后者饮用。

西洋参性凉而补

西洋参因出产于美国、加拿大等西方国家而命名。近代学者研究发现，由于中国人参的西传，导致了美洲人参植物即西洋参的发现。西洋参，性凉味甘、苦，入心、肺、肾经。功能益肺阴，清虚火，养胃生津，适用于肺虚久咳、咯血；热病伤阴出现的咽干口燥、虚热烦倦；劳心过度，虚火妄动引起的心中烦热、不寐尿赤等症。名医张锡纯说，西洋参味甘微苦，性凉，能补助气分，兼能补益血分，为其性凉而补，凡欲用人参而不受人参之温补者，皆可以此代之。

胃癌辅助治疗方

（1）双参三鲜

原料：边条红参5g，水发海参100g，水发香菇50g，冬笋50g，鸡脯肉300g。

做法：将边条红参放碗内，加水浸30分钟后，切作薄片，隔水蒸20分钟；鸡脯肉切成长3.5cm、宽0.5cm的条；海参、香菇和冬笋切成同样大小的条；将鸡肉条放碗内，加少许黄酒、盐、淀粉及1个鸡蛋清，调匀。炒锅放油烧至七成热，下鸡肉条，推炒至变色盛起；按此法放入海参条、香菇条和冬笋条滑炒；最后，在锅中放鲜汤、黄酒、盐，倒入滑炒过的原料，蒸好的红参连汁水一并倒入，翻炒一下，盖好煮3分钟，即可食用。

功用：本菜谱有补气生血、抗癌祛邪的作用，适宜于胃癌患者食用，对于白细胞减少、血色素下降者尤为适宜。

（2）大半夏汤

原料：红参9g，姜半夏15g，白蜜100g。

做法：红参加水浸1小时备用；姜半夏另加水浸1小时。将白蜜放砂锅内，加入浸红参及半夏的汁水，共约500g，反复搅动，然后放入红参、姜半夏，煎煮30分钟，取汁分2次服下。每日1剂，分2次于空腹时温服。

功用：本方载录于《金匮要略》，有益气和胃、降逆化痰的作用，适宜于胃癌表现为朝食暮吐、暮食朝吐、胸膈哽噎者服用。

（3）人参香茶片

原料：人参、香茶片、枳壳等。

做法：成药片剂。每日服3次，每次5片，3个月后减至每次3片，于食后用温开水送下。

功用：本方系浙江省中医药研究院研制的抗癌方，有扶正固本的作用，适宜于胃癌术后服用。胃癌手术后往往正气大伤，身体状况较差，服用本方，可使胃纳增进，体力恢复，体重增加。

肝癌辅助治疗方

（1）人参麦冬五味粥

原料：西洋参6g，麦冬10g，五味子10g，粳米50g。

做法：将西洋参加水浸软，切作薄片备用。先将麦冬、五味子放砂锅内，加水煎取汁，连煎2次，将2次煎汁混合代水，合粳米煮粥，待粥将成，放入西洋参片，略煮即成，作早餐或点心食用。

功用：本方有清热养阴的作用，适宜于肝癌患者补益健身。

（2）益气活血汤

原料：生晒参6g，西洋参3g，石斛10g，黄芪15g，薏苡仁18g，香茶菜15g，白花蛇舌草15g，半枝莲15g，三七粉3g。

做法：人参等放砂锅中，加水浸泡60分钟，煎煮30分钟；滤取汁，连煎2次，合并煎汁，分2次于食用药汁送服三七粉。

功用：胃癌有属于脾胃虚寒者，胃脘隐痛、绵绵不断、进食生冷食物疼痛加剧、呕吐清水、大便溏薄等，又由于气血阻滞，且多瘀血，本方用红参温补，配用石斛、黄芪、当归等补气生血，薏苡仁、香茶菜、白花蛇舌草、藤梨根抗癌祛邪，攻补兼施。

（3）参归饮

原料：白糖参10g，当归12g，莪术15g，鳖甲24g，猪殃殃30g，败酱草30g，半枝莲30g，虎杖30g。

做法：上药除白糖参外，加水煎取汁服用。每日1剂，每剂煎2次，分2次于食后服下。白糖参切作薄片，分数次嚼服，也可将白糖参合其他药物加水煎服。

功用：本方有益气补虚、清热散瘀的作用，适宜于肝癌证属气血热毒瘀阻，表现为肝区硬痛、腹大胀满、大便秘结、小便黄赤、心中烦热、口臭咽干者服用。

认识白糖参

白糖参也叫糖参，是用糖汁浸透过的人参。其原料大多是其他品种选剩后浆不足、体形不好的鲜参。加工时，将鲜参刷净，晒干，参体上扎小孔，浸于浓糖汁中24小时，取出曝晒，再用湿毛巾打潮，使其软化，进行第2次扎孔，浸于浓糖汁中24小时。然后取出冲去浮糖，晒干或烤干而成。功能与生晒参相类似，养阴而清虚火。

大肠癌辅助治疗方

（1）补气运脾汤

原料：红参6g，白术9g，化橘红4.5g，白茯苓4.5g，炙黄芪3g，砂仁2.4g，炙甘草1.2g。

做法：将红参及其他各药同放砂锅内，加生姜1片，大枣1个，加水浸1小时后，煎取汁服用。每日1剂，每剂煎2次，分别于空腹时温服。

功用：本方载录于《证治准绳》，有健脾益气、调理胃肠的作用，适宜于大肠癌表现为神疲乏力、腹中疼痛、喜按喜暖、饮食少进、大便溏薄者服用。

（2）诃梨勒散

原料：红参150g，肉桂150g，炙甘草150g，陈皮150g，槟榔150g，诃子30g。

做法：将红参及其他各药分别加工成粗末，拌匀后装瓶备用。每次取药末9g，加生姜3片，水煎取汁服用。每日3剂，每剂煎1次，不拘时服用。

功用：本方载录于《太平圣惠方》，有温脾理肠的作用，适宜于大肠癌表现为腹痛胀满、大便失常、有时秘结难解、有时溏泄不畅、口中不渴者服用。

（3）人参薏苡仁粥

原料：红参10g，薏苡仁120g，赤小豆20g。

做法：将红参等用冷水泡透，然后置锅内，加生姜3片，大枣5个，水足量，用武火烧沸，再改用文火煨熬，至薏苡仁熟烂即成，趁热于空腹时服用。每日1次，吃薏苡仁、大枣、赤小豆，喝汤，红参片一并嚼食。

功用：本膳有补中益气、健脾利湿的作用，适宜于大肠癌而见脾胃气虚、饮食减少、大便溏薄、小便短少、肢体浮肿、神疲乏力者食用。

膀胱癌辅助治疗方

（1）补虚正气粥

原料：炙黄芪50g，生晒参5g，粳米150g。

做法：炙黄芪、生晒参同放砂锅内，加水浸1小时，然后煎取汁，连煎2次，将2次煎汁混合，放入粳米，并加足量水，煮成粥，放白糖调味，作早餐或点心食用。

功用：本粥方载录于《圣济总录》，有补气扶正、健脾益胃的作用，适宜于膀胱癌患者正气不足，精神倦怠、头晕目眩、食欲不振、排尿无力者食用。

（2）加味生脉汤

原料：生晒参6g，怀山药12g，麦冬12g，生地黄12g，北沙参12g，川贝母10g，五味子5g。

做法：将生晒参及其他各药同放砂锅内，加水浸1小时，煎取汁饮服。每日1剂，每剂煎2次，分别于空腹时温服。

功用：本方有益气养阴、清热化痰的作用，适宜于膀胱癌表现为小便短赤、尿中带血、心烦气短、动则喘促、语言声低、倦怠欲卧、形体消瘦、饮食量少者服用。

（3）保元祛瘤汤

原料：红参6g，白术10g，桑叶10g，薏苡仁30g，丹参30g，半枝莲30g，白花蛇舌草30g，龙葵15g，金银花15g。

做法：上药除红参另研粉外，余药一并放砂锅内，加水浸1小时，煎取汁，送服红参粉。每日1剂，每剂煎2次，分别于空腹时服下，红参粉亦分2次服用。

功用：本方系现代老中医王鹏翔的经验方，功能益气保元，抗癌肿，用于膀胱癌、大肠癌、胃癌等。

防治小知识

半枝莲与防治癌症

半枝莲，性寒，味辛、苦，归肺、肝、肾经。功能清热解毒，化瘀利尿。用于疗疮肿毒，咽喉肿痛，毒蛇咬伤，跌仆伤痛，水肿，黄疸等。近年来，临床上用于肝炎、肝肿大、肝硬化腹水、癌肿及吐血损伤出血等症。成都《常用草药治疗手册》：治食管癌、胃癌、宫颈癌。《浙江民间常用草药》治癌症：半枝莲、蛇葡萄根各一两，藤梨根四两，水杨梅根二两，白茅根、凤尾草、半边莲各五钱，水煎服。研究发现，对急性粒细胞型白血病血细胞有抑制作用。有报告，取半枝莲一两，水煎两次，上、下午分服，或代茶，据36例食管癌、肺癌患者观察，有近期症状的改善。另有用半枝莲、白英各一两，水煎服，每日一剂，用于肺癌，对改善症状亦有一定效果。

乳腺癌辅助治疗方

（1）化岩汤

原料：生晒参30g，炙黄芪30g，当归30g，忍冬藤30g，白茯苓10g，白术60g，茜草根6g，白芥子6g。

做法：将生晒参及其他各药同放砂锅内，加水浸1小时后，煎取汁服用。每日1剂，煎2次，合并煎汁，分2次于空腹时温服。

功用：本方载录于《辩证录》，治疗"乳岩溃烂，状似蜂窝，肉向外生，经久不愈者"。

（2）香贝养荣汤

原料：红参6g，白芍药10g，白术10g，白茯苓10g，熟地黄10g，当归10g，川芎10g，浙贝母10g，制香附10g。

做法：将红参及其他各药同放砂锅内，加水浸1小时后煎取汁服用。每日1剂，每剂煎2次，分2次于空腹时服下。人参可另煎冲服，也可切片含化嚼食。

功用：本方有益气血、散瘀结的作用，适宜于乳腺癌初期，气血亏虚，表现为面色萎黄、眩晕疲乏、少气懒言、心悸不宁、失眠者服用。

（3）补阴散结汤

原料：白糖参6g，生地黄15g，全瓜蒌15g，白芍药10g，当归10g，丹参10g，香附6g，生甘草6g，僵蚕6g，白花蛇舌草20g。

做法：将白糖参及其他各药同放砂锅内，加水浸1小时后，煎取汁服用。每日1剂，每剂煎2次，分别于空腹时温服。

功用：本方有滋阴养血、活血散瘀的作用，乳腺癌治疗可供选用。

宫颈癌辅助治疗方

（1）异功通幽汤

原料：边条红参6g，陈皮10g，当归10g，香附10g，桃仁10g，赤茯苓10g，焦山楂10g，乌梅炭15g，怀山药30g，金银花炭15g，炙甘草6g。

做法：将边条参及其他各药同放砂锅内，加水浸1小时后煎取汁服用。每日1剂，煎2次，分2次于空腹时服下。

功用：本方有益气摄血、解毒祛瘀的作用，适宜于宫颈癌放疗中出现直肠反应者服用。宫颈癌表现为月经紊乱、白带量多、便下不爽、带有少量出血、腹坠胀、腰酸痛、胸闷气短、汗出、小便黄、声低气怯者可以选用。

（2）宫颈癌方

原料：红参18g，生鳖甲18g，花椒9g。

做法：将红参及另2药加工成粉末，过筛后分作6包。每日1次，于临睡前用温开水送服1包，连服24包为1个疗程。

本方系王鸿儒经验方。在此方内服的同时配合外洗，外洗配方：茄根15g，川椒15g，马兰花15g，蛤蟆草（蔷薇科植物委陵菜）15g，生枳壳30g，大戟30g，大黄9g，五倍子9g，苦参9g，皮硝9g，瓦松9g。加水煎取汁，熏洗阴道，每日1次。

（3）复方人参膏

原料：生晒参50g，蛤蚧20g，铅丹20g，黄连2g，乳香2g，没药2g，儿茶3g，冰片1g。

做法：将生晒参及其他各药分别加工成粉末，合和过筛后，用空心胶囊盛贮，每粒0.5g。隔1日1次，每次取2粒，将药放入后穹窿部，4次为1个疗程。

功用：临床报道，本法用于治疗宫颈柱状上皮异位，取得较好效果。

防治小知识

铅丹有毒不宜内服

铅丹，性寒，味辛、咸，入心、脾、肝经。功能解毒，生肌，坠痰镇惊。用于治疗痈疽，溃疡，金疮出血，口疮，目翳，汤火灼伤，惊痫癫狂，疟疾，痢疾，吐逆反胃。《医学入门》：主中恶心腹胀痛。《本草纲目》：铅丹，体重而性沉，味兼盐，走血分，能坠痰去怯，故治惊痫癫狂，吐逆反胃。能消积杀虫，故治疳疾、下痢、疟疾有实积。能解热拔毒，长肉去瘀，治恶疮肿毒，及入膏药，为外科必用之物也。铅丹有毒，且有蓄积作用。一般不内服；外敷不宜大面积、长时间使用，以防引起中毒。

白血病辅助治疗方

（1）慢白汤

原料：生晒参6g，生黄芪15g，怀山药15g，大枣10g，制首乌6g，白茯苓15g，熟枣仁10g，当归10g，白术10g，炒白芍5g，银柴胡3g。

做法：将生晒参及其他各药同放砂锅内，加水浸1小时，煎取汁服用。每日1剂，每剂煎2次，分别于空腹时温服。

功用：本方有补气血、益脾肾的作用，适宜于慢性白血病气血两虚，脾肾亏损，表现为头晕耳鸣、疲乏无力、心悸气短、食欲不振、面色萎黄、肢体浮肿、腰膝酸软、骨蒸潮热、腹部胀满、大便时溏时结者服用。

（2）益气助阳汤

原料：野山参5g，枸杞子12g，鹿角胶9g，阿胶珠9g，补骨脂9g，巴戟天9g，山萸肉12g，肉苁蓉12g，鸡血藤18g。

做法：上药除野山参另煎汁和鹿角胶、阿胶珠另烊化外，其余各药一并放砂锅内，加水浸1小时后煎取汁，连煎2次，取2次煎汁混合，兑入野山参煎汁和烊化的鹿角胶、阿胶，搅和，分2次服用。每日1剂，连服半月，停1周后续服。

功用：本方有补气、补阳的作用，适宜于白血病，证属气或阳偏虚者服用。

（3）丹首生血灵

原料：红参6g，茜草10g，炙黄芪15g，制首乌15g，鸡血藤15g，淫羊藿15g，枸杞子12g，肉苁蓉12g，丹参30g。

做法：将红参及其他各药同放砂锅内，加水浸1小时后煎取汁服用。每日1剂，每剂煎2次，分别于空腹时温服。红参可另煎取汁兑入，红参渣一并嚼食。

功用：本方载录于《古今名方》，有补气益血、活血止血的作用，适宜于慢性白血病表现为全身无力、神疲气短、面色萎黄、低热不退、盗汗失眠、心悸不宁者服用。

生首乌与制首乌

何首乌为蓼科植物何首乌的块根。生何首乌即挖出来的何首乌晒干后直接入药，含有大黄酚、大黄素、脂肪油等元素，有促进肠蠕动的作用，可用来治疗瘰疬疮痈、风疹瘙痒、肠燥便秘、痔疮便血。制何首乌是何首乌经过煮熟后晒干的首乌制品，补肝肾作用显著，又有补血作用，可治疗血虚萎黄、头晕目眩、头发早白等。何首乌经过反复9次蒸晒，即九制何首乌。如此炮制，首乌的泻下作用明显减弱，糖含量显著增加，补肝肾、乌须发功效显著。

放疗损伤辅助治疗方

（1）升白康口服液

原料：黄芪、刺五加、人参、白术等。

用法：口服液，每支10mL。每日3次，1次1支，10天为1疗程。

功用：本方功能补气益血，扶正固本，双补阴阳，能减轻放、化疗引起的不良作用，可用于癌症放、化疗及苯放射线等原因引起的白细胞减少症以及贫血等。

（2）参枣丸

原料：生晒参100g，大枣1000g。

用法：将生晒参加工成粉末，过筛备用；大枣洗净，用温水浸半天，隔水蒸熟，去皮、核。然后将大枣放大碗内，加入生晒参粉末，搅拌均匀，和作细丸，阴干，装瓶备用。每日2次，每次3g，于空腹时用温开水送下。

功用：本方是传统补气名方，补气健脾作用显著，有助于癌症患者脾气虚弱，表现为疲乏无力、气短懒言、头晕、食欲不佳、食后腹胀者服用，对于防治放、化疗损伤亦有帮助。

（3）人参龙眼炖排骨

原料：生晒参5g，龙眼肉10g，猪排骨250g，甘蔗100g。

做法：将生晒参洗净，加水浸透；猪排骨剁成4cm见方的块，放沸水中氽过，洗净血水，加酒适量，继续煮至熟透，捞出洗净；甘蔗洗净，用刀劈作4长条。将猪排肉、龙眼肉、生晒参及甘蔗同放汤钵内，加盐、黄酒、生姜、葱、胡椒粉，倒入鸡清汤、人参浸汁，盖好，上笼蒸熟即成。拣去葱、生姜、甘蔗，调好味，佐餐食用。

功用：本方有益气补虚、养心安神的作用，可用于防放、化疗损伤保健食用。

防治小知识

人参并非越大越好

不少人选购人参时，都以根条粗大饱满的为对象，医药市场也以人参的根条大小来定等级。但研究结果则发现，根条较小、侧根较多的人参，其有效成分的含量反而较高。研究者对人参不同部位所含的人参皂苷量进行化学分析，结果是：主根含3.5%~5.5%，侧根含4%~6%，须根含8%~8.8%，而在根组织部位，周皮含3.8%，韧皮部含4.3%，木质部含1.1%。分析得知，人参根条越多越细，相对的韧皮部面积越大，人参皂苷的含量就越高，质量就越好。所以，人参以根条较小、侧根较多、须根完整者为优。

黄芪补气疗疮疡

黄芪为豆科植物蒙古黄芪的根。它性温味甘，归肺、脾经。主要功能：补气固表，利尿托毒，排脓，敛疮生肌。黄芪炙益气补中，生用固表托疮。适宜病症：气虚乏力，中气下陷，久泻脱肛，便血崩漏，表虚自汗，痈疽难溃，久溃不敛，血虚萎黄，内热消渴，慢性肾炎，蛋白尿，糖尿病等。癌症各个阶段都适宜于配合服用。

黄芪补益妙用

黄芪健脾益气，且具升阳举陷的功效，可治疗气虚乏力及中气下陷等症。用黄芪30g，加水煎煮，每日1剂，连服3天，能改善胸闷、气短、心悸、乏力等，可用于治疗病毒性心肌炎并发室性早搏。

黄芪固护卫阳、实表止汗，可治疗表虚自汗；表虚易感风寒者，多与防风、白术同用。

黄芪能温养脾胃而生肌，补益元气而托疮，可治疗气血不足，疮痈内陷、脓成不溃、或溃破后久不收口等。《太平惠民和剂局方》黄芪六一汤：用黄芪6份，一半生焙，一半加盐水在饭上蒸熟；甘草1份，一半生用，一半炙黄。二药一并研成粉末，1次6g，每日2次，治疗男子、妇人诸虚不足，气虚血弱，肢体劳倦，胸中烦悸，时常焦渴，唇口干燥，面色萎黄，不思饮食，或先渴而发疮疖，或病痈疽而后渴者，或卫虚自汗等。

黄芪益气而健脾，运阳而利水，可治疗水肿而兼有气虚症状者。

黄芪益气活血，通络利痹，用治疗气虚血行不利，肢体麻木、关节痹痛及中风后半身不遂等属于久病气虚者，有助于中风偏瘫的康复治疗。

黄芪破癥瘕，治瘰疬

历代关于黄芪的论述，强调其补气功用，同时肯定其对癥瘕、瘰疬的治疗作用。

《神农本草经》：味甘微温。主痈疽久败疮，排脓止痛，大风癞疾，五痔，鼠瘘，补虚，小儿百病。

《日华子本草》：助气壮筋骨，长肉补血，破癥瘕，治瘰疬，瘿赘。

《医学启源》：治虚劳自寒，补肺气，实皮毛，泻肺中火，脉弦自汗，善治脾胃虚弱，内托阴证疮疡必用之药。

《本草备要》：生用固表，无汗能发，有汗能止，温分肉，实腠理，泻阴火，解肌热；炙用补中，益元气，温三焦，壮脾胃。生血，生肌，排脓内托，疮痈圣药。痘症不起，阳虚无热者宜之。

《神农本草经逢原》：能补五脏诸虚，治脉弦自汗，泻阴火，去肺热，无汗则发，有汗则止，入肺而固表虚自汗，入脾而托已溃痈疡。

黄芪抗肿瘤

现代研究，黄芪中含有活性较强的有效成分三萜皂苷、黄酮类、多糖类、氨基酸和微量元素等。其药理作用，在抗疲劳、抗衰老、强心、抗肿瘤、增强机体免疫力等方面显示了良好的效用。

黄芪能减轻肿瘤放疗不良反应，有明显的抗辐射作用。黄芪能增强多抗甲素的抗肿瘤作用，可用来提高机体的免疫功能，能升高白细胞，增强机体的防癌作用；能增强白介素Ⅱ所诱导的淋巴因子活化杀伤细胞杀伤活性，达到减毒目的，对抑制肿瘤的发展有着重要意义。

黄芪抗衰老

　　黄芪延长细胞的体外生长寿命，抑制病毒繁殖，降低病毒对细胞的致病作用；可提高机体抗氧化酶和抗氧化剂含量的活力，降低血清脂褐质的含量；能补气生血进而有安神作用；对免疫功能有明显的促进作用；能提高机体的应激能力，显示了良好的抗衰老效用。

黄芪茶汤

（1）黄芪大枣茶

原料：黄芪60g，大枣30g。

做法：将2味同放砂锅中，加水浸1小时后，煎煮30分钟后，倒茶杯中饮用。每日1剂，代茶饮用。可加冰糖调味，大枣一并嚼食。

功用：本茶饮有补气升阳、固表止汗、健脾养血的作用，适宜于调治虚劳不足，面色无华，头晕眼花，疲乏无力，气短懒言，动辄汗出。经常服用本茶，有强壮的效用。

（2）芪枣豆麦茶

原料：黄芪15g，黑豆衣15g，大枣8g，浮小麦30g。

做法：将黄芪等放砂锅中，加水浸1小时后，煎取浓汤，代茶饮用。每日1剂，每剂煎2次，作茶时时饮用，大枣可一并吃下。

功用：本茶饮有健脾益气、调和营卫的作用，适宜于调治自汗，气短懒言，心悸不宁。

（3）黄芪莲子汤

原料：黄芪6g，莲子12g，冰糖适量。

做法：将黄芪、莲子、冰糖一并放炖盅中，隔水炖至莲子酥食用。每日1剂，煎2次，分2次喝汤吃莲子。

功用：黄芪益气补虚，莲子养心益肾，合而益气养心肾，有助于调治神疲气短、自汗、失眠、健忘。

黄芪粥羹

（1）补虚正气粥

原料：炙黄芪20g，党参10g，粳米100g，糖适量。

做法：黄芪、党参用清水浸泡40分钟，浓煎取汁。粳米洗净煮粥，粥将成时加入党参、黄芪浓缩液，稍煮片刻，酌加糖食用。

功用：本膳出自《圣济总录》，功能补正气，疗虚损，抗衰老，适宜于内伤劳倦，年老体弱，久病身瘦，心慌气短，体虚自汗，脾虚久泄，食欲不振等。

（2）苡仁黄芪粥

原料：生黄芪30g，薏苡仁30g，赤小豆15g，鸡内金9g，金橘饼2枚，糯米30g。

做法：鸡内金加工成粉末；薏苡仁、赤小豆洗净，加水浸半天；黄芪放砂锅中，加水浸半小时，煎煮20分钟，去渣，放薏苡仁、赤小豆煮30分钟，再加鸡内金粉末、金橘饼和淘净的糯米，煮成粥食用。

功用：本膳为岳美中经验方，平补脾肾，益气消肿，适宜于调治慢性肾炎，浮肿长期不退，或浮肿虽退而蛋白尿长期不消。

（3）黄芪薏枣羹

原料：黄芪30g，薏苡仁30g，大枣15g，白果15g。

做法：大枣洗净，连同其他药物一并放砂锅中，加水浸1小时，煎煮服用。每日1剂，炖煮至薏苡仁烂后，去黄芪、白果，作点心食用。

功用：本膳有补气健脾益肾的作用，适宜于调治大便溏薄及慢性腹泻者。

黄芪药膳

（1）芪枣大虾

原料：对虾500g，黄芪30g，酸枣仁30g。

做法：将黄芪、酸枣熬成药汁，大虾去须、爪，放盛器内，加黄芪、枣仁药汁，放盐、料酒、葱、姜蒸熟即可。

功用：本膳补心宁神，益肾健脾，适宜于调治阳萎早泄，失眠多梦，心悸气短，四肢无力。

（2）黄芪汽锅鸡

原料：嫩母鸡1只，黄芪30g。

做法：宰鸡，去毛、爪、内脏，洗净，入沸水锅内焯2分钟，用凉水冲洗。黄芪洗净，切成6~7cm长的段，每段剖成两半，纳入鸡腹内。将鸡放汽锅内，加葱段、生姜片、料酒、清水、盐，用棉纸封口，上屉用旺火蒸2小时，去葱、姜，取出黄芪，码放在鸡上，加胡椒粉调味即成。

功用：本膳在《随园食单》中有载录，有益气升阳、养血补虚的作用，适宜于脾胃食少，气虚乏力，易感冒，血虚眩晕及中气下陷致脱肛、久泻、子宫脱垂等症。亦可作病后体弱及营养不良者调养。

（3）黄芪鲤鱼汤

原料：黄芪30g，鲤鱼约1000g重者1条。

做法：将黄芪入纱布袋，与鲤鱼煮汤，鲤鱼炖熟后吃鱼喝汤。

功用：本膳出自《中医饮食营养学》，适宜于气虚水肿，小便不利者采用。

黄芪膏方

（1）黄芪膏

原料：生黄芪120g，生石膏120g，鲜茅根120g，生怀山药90g，甘草60g，蜂蜜300g。

做法：先将黄芪、石膏、白茅根放锅中，加水煎取汁，去渣，澄取清汁2杯，调入甘草、怀山药粉末，边煎边不住手搅动，勿令沉锅底，沸后调入蜂蜜，令沸几下即成。以上为10日量，每日3次，用开水冲服。

功用：本方出自《医学衷中参西录》，功能补肺健脾，适宜于治疗肺脾虚弱，精神疲乏，气短懒言，咳逆不适，饮食不思，痰黏口干，潮热心烦。

（2）延年益气膏

原料：枸杞子75g，炙黄芪60g，党参60g，核桃肉60g，百合60g，怀山药45g，黑芝麻45g，磁石45g，茯苓30g，阿胶30g，补骨脂24g，鹿角片24g，酒炒怀牛膝24g，冬虫夏草12g，苍术12g，冰糖500g。

做法：将炙黄芪等药加水浸1小时，煎煮取汁，连煎2次，合并煎液，先用大火，后用小火浓缩至稠厚状，加阿胶、冰糖，熬炼成膏，离火冷却后装瓶备用。每日2次，1次2匙，分别于早晚食前，用温开水化服。

功用：本方补肾纳气，益肺健脾，适宜于治疗肾虚精亏，脾肺不足，精神不振，咳嗽日久，喘息气少，动则益甚，语声低微，不思饮食。

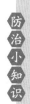

黄芪抗疲劳

黄芪对小鼠缺氧模型具有显著的改善作用，能使正常和虚弱小鼠的抗寒生存时间延长，对辐射后动物的体重、白细胞数及细胞结构有显著保护作用；能增加肾上腺皮质激素的合成和分泌，延长老年鼠游泳时间。

黄芪辅助治疗方

（1）人参黄芪汤

原料：炙黄芪9g，当归9g，白茯苓9g，红参3g，陈皮3g，炙甘草3g。

做法：每日1剂，水煎3次，分3次于空腹时温服。红参可另煎取汁兑入。

功用：本方出自《济生拔粹方》，功能健脾益气，补虚疗损，适宜于治疗倦怠无力，面色萎黄，饮食减少，大便溏薄。

（2）黄芪建中汤

原料：黄芪10g，桂枝10g，酒芍药20g，炙甘草6g，生姜5片，大枣4个，饴糖30g。

做法：将前6味药放砂锅中，加水煎取汁，兑入饴糖服用。每日1剂，水煎2次，分2次温服。

功用：本方出自《金匮要略》，功能温中补气，和里缓急。原书记载治疗虚劳里急，诸不足。

（3）益气平喘汤

原料：冬虫夏草5g，黄芪20g，胡桃肉15g，五味子10g。

做法：核桃肉加盐炒过，捣烂；将冬虫夏草、黄芪、五味子一并放锅中，加水煎20分钟，连煎2次；合并2次煎汁，加入捣过的核桃肉、冰糖，煮一下后食用。每日1剂，分2次于空腹时服下。

功用：本方养肺补肾，益气平喘，适宜于治疗肺肾两虚，喘咳短气。肺癌、肾癌者宜于服用。

（4）扶肺煎

原料：炙黄芪30g，生晒参10g，百合10g，三七10g，玄参10g，麦冬10g，北沙参12g，楮实子12g，枸杞叶15g，干芦根15g，莪术15g，桔梗8g，陈皮6g，蜈蚣3条。

做法：每日1剂，加水煎2次，合并煎汁，分2次于空腹时温服。其中蜈蚣可改用1条，研粉吞服。

功用：本方益肺扶正，活瘀抗癌，适宜于治疗中晚期肺癌。

（5）黄芪鳖甲煎

原料：黄芪3g，鳖甲3g，人参3g，知母3g，桑白皮3g，紫菀3g，桔梗3g，甘草3g，地骨皮21g，秦艽21g，柴胡21g，生地黄21g，白芍21g，天冬24g，白茯苓24g，肉桂1.5g。

做法：每日1剂，加水煎2次，合并煎汁，分2次于空腹时温服。

功用：本方出自《太平惠民和剂局方》，可用于治疗阴虚潮热，肌肉消瘦，烦热心悸，盗汗，少食，多渴，咳嗽有血。

（6）平喘散

原料：黄芪18g，冬虫夏草4g，蛤蚧4g。

做法：冬虫夏草洗净，烘干；蛤蚧去头足，烘干；黄芪烘干。将3味药分别加工成粉末，过筛取粉，装瓶备用。每日2次，1次用温开水送下6g。

功用：本方补益肺肾，纳气平喘，适宜于治疗肺肾两虚，面色萎黄，神倦气短，动即气喘汗出。

防治小知识

黄芪强心

黄芪能明显改善心肌收缩性能，增加冠状动脉流量，对心功能有保护作用；能改善心肌收缩功能，缩小心肌梗死面积、减轻心肌损伤的作用。

枸杞防癌保健

枸杞是茄科枸杞属植物。枸杞的成熟果实叫枸杞子，性平味甘，归肝、肾经。主要功能：滋肾，润肺，补肝，明目。适宜病症：肝肾阴亏，腰膝酸软，头晕，目眩，目昏多泪，虚劳咳嗽，消渴，遗精。

枸杞子本是养老药

枸杞子是祛病养生的佳品，古今流传着许多传说，其中北宋王怀隐的《太平圣惠方》中记载的"打老儿丸"的故事，颇为盛行。据说是因为每日吃枸杞，一年四季都吃，春天吃苗，夏天吃茎，秋天吃果，冬天吃根皮，所以能得长寿。《药性论》讲述其功用："能补益精诸不足，易颜色，变白，明目，安神。"《食疗本草》也说它："坚筋耐老，除风，补益筋骨，能益人，去虚劳。"

现代药物学记载，枸杞子能降血糖、降血脂、降压、抗肿瘤、抗风湿、提高肾功能、增强生殖功能、提高呼吸道防御能力、提高视力、保肝、保护皮肤、解毒等。现代对枸杞子机理的认识，开拓了它在临床的应用范围，如恶性肿瘤、血液系统疾病、心血管疾病、肾病、风湿性疾病、呼吸系统疾病等与免疫有关的疾病，均会采用枸杞子来调治。

防治小知识

枸杞子的叶、根和皮

枸杞的子、叶及根皮均有一定价值，枸杞子和枸杞叶还是药膳的上好原料。枸杞子也叫枸杞果，简称杞子；叶称作枸杞叶，嫩叶称作枸杞苗、枸杞菜、枸杞头；根皮入药，名地骨皮。地骨皮，性寒味甘，入肝、肺、肾经，功能除蒸凉血，降火清肺，多用于治疗骨蒸汗出，是退虚热的重要药物。

枸杞子的抗肿瘤作用

枸杞子具有抗突变的功能。癌变往往由突变率先启动，抗突变因素在抗癌作用上十分重要。研究发现，用枸杞子提取液对致癌剂诱导的突变株TA98、TA100有抑制突变作用，抑制率分别为91.8%、82.6%，说明枸杞子有抗突变物质，具有抗御、阻断突变作用。致癌剂和乙型肝炎病毒感染是肝癌的危险因素，枸杞子既能治疗肝炎，又能抑制突变，对预防肝癌有一定意义。

枸杞子有抑瘤功能。中国医学科学院实验动物研究所发现，枸杞子冻干粉混悬液对大鼠肉瘤、W256细胞系，枸杞多糖对小鼠肉瘤瘤株S180，有一定的抑瘤作用，均能提高机体的免疫能力。

枸杞子具有放射增敏效应。实验结果表明，单独使用枸杞多糖对肿瘤生长无明显抑制作用，而枸杞多糖配合放疗时则显示明显的放射增敏作用，枸杞多糖对急性乏氧性肿瘤细胞也具有一定的放射增敏效应。一般恶性肿瘤中存在着10%~15%的乏氧细胞，这些乏氧细胞具有强烈的放射拮抗性，其辐射敏感性仅为有氧状态下的1/3左右，枸杞多糖能提高乏氧细胞的敏感性，故可充分发挥射线对肿瘤细胞的杀伤作用。

配合化疗，扶正抑瘤。枸杞子具有提高机体免疫功能，提高骨髓造血功能，促进核酸和蛋白质生物合成，调节环磷酸腺苷和环磷酸鸟苷比值及增强垂体—肾上腺皮质功能，因此能配合化疗放疗扶正抑瘤。化疗放疗对骨髓的抑制，导致白细胞减少，用枸杞子治疗有效。枸杞子对恶性肿瘤防治作用，主要是通过抗突变、直接抑瘤、放射增敏、扶正抑瘤等多种途径取得的，是有前途的对抗恶性肿瘤的中药，肝癌、肺癌、胃肠道癌及血液癌等各种恶性肿瘤，均多配用枸杞子治疗。

防癌保健茶饮

（1）枸杞子茶

原料：枸杞子15g。

做法：枸杞子洗净，放茶杯内，冲入沸水，加盖闷15分钟，即可饮用。以上为1次冲泡的量，每日2次，可加冰糖调味，边喝边添加开水，至味淡，取枸杞子嚼食。

功用：本方适用于抗癌防癌；枸杞子并能抗放、化疗损伤，各种恶性肿瘤在放化疗的同时，可配合饮用。

（2）扶正防癌饮

原料：枸杞子10g，黄芪10g，党参10g，北沙参10g，白术10g，杏仁5g。

做法：枸杞子及其他药物同放砂锅中，加水浸60分钟，煎25分钟；倒出药汁，加水再煎1次，然后，合并2次药汁，取汁代茶频饮。

功用：本方有抑癌、抗转移、保护胸腺、稳定癌灶、改善症状、增加免疫活性和减轻化疗不良反应等功用，同时还具有清除活性氧自由基，提高超氧化物歧化酶活力和调节抗坏血酸自由基水平的能力。

（3）枸杞薏苡仁汤

原料：枸杞子20g，薏苡仁50g。

做法：枸杞子和薏苡仁分别洗净，用水浸60分钟；将两药同放砂锅中，加水浸60分钟，煎30分钟；倒出药汁，再加水煎1次，然后，合并药汁，放冰糖调味，喝汤，吃枸杞子、薏苡仁。

功用：薏苡仁含有薏苡仁脂，有抗癌作用，对肺癌的防治尤其有效，合并枸杞子使用，有助于防癌保健。

枸杞作茶饮

中医学所说的茶，不仅是用茶叶来泡茶，更多的是指一种剂型，即茶水一类的饮品。将具有药效的食物或直接用中药煎煮取汁或冲泡饮用的，均称作药茶。枸杞子可以单味或者与其他中药一并作茶饮。冲饮时，可在喝去三分之一量时即添加开水，按此法添加喝至味淡为止。

放疗增效治疗方

（1）放疗增效剂

原料：枸杞子12g，黄芪40g，鸡血藤30g，女贞子12g，太子参12g，炒白术12g，天冬12g，红花6g。

做法：枸杞子及其他药物同放砂锅中，加水浸60分钟后，煎25分钟；倒出药汁，再加水煎1次，然后，合并2次药汁，分2次于食后服用。

功用：本方对恶性肿瘤的放射治疗具有增敏作用，能增强骨髓造血功能，提高机体免疫功能，改善全身机能代谢紊乱，加快肿块消退，提高放疗近期疗效。

（2）放疗增效煎

原料：枸杞子30g，紫河车30g，鸡血藤30g，女贞子30g，太子参30g，红花30g，丹参30g，炒白术30g，天冬30g，制黄精30g，炙黄芪150g。

做法：将枸杞子及其他药物一并捣为粗末，装瓶备用；每次取30g，放砂锅中，加水煎20分钟，取汁。每日3剂，每剂煎1次，分早、中、晚3次饮用。

功用：本方能增强造血功能，提高机体免疫功能，改善新陈代谢，增强治疗效果，适宜于放疗过程中配合服用。本方的主要功用在于益气养血，祛瘀生新，可用于贫血、血小板减少、白血病者调治。

（3）升血汤

原料：枸杞子15g，生黄芪30g，太子参30g，鸡血藤30g，白术10g，茯苓10g，女贞子15g，菟丝子15g。

做法：枸杞子及其他药物同放砂锅中，加水浸60分钟，煎25分钟；倒出药汁，再加水煎1次，然后合并2次药汁，分2次于食前温服。

功用：本方补肾益气生血，有治疗和预防化疗毒性的作用，对于白细胞减少症亦有治疗效果。

抗化疗损伤

（1）枸杞银耳饮

原料：枸杞子15g，银耳15g，大枣10个。

做法：银耳放碗中，加沸水，盖好，闷浸2小时；大枣洗净，加水浸半日；枸杞子洗净，放砂锅中，加大枣，将银耳连同所浸之水一并倒入，用小火煮60分钟，可加冰糖调味，作点心吃下。

功用：本膳的润养作用显著，癌症病变过程中多有阴津的损伤，故宜食用。

（2）滋补肝肾方

原料：枸杞子15g，生地黄15g，女贞子15g，山萸肉15g，麦冬10g，北沙参10g，石斛10g。

做法：枸杞子及其他药物同放砂锅中，加水浸60分钟，煎25分钟；倒出药汁，再加水煎1次，然后合并2次药汁，分2次于食前温服。

功用：放化疗会对机体造成伤害，主要表现为阴津的伤耗，本方以枸杞子、山萸肉、女贞子等补益肝肾固根本的同时，配用了养阴生津效著的生地黄、北沙参、石斛，适宜于服用。

（3）补脾肾方

原料：枸杞子20g，党参20g，女贞子15g，菟丝子15g，白术15g，补骨脂12g。

做法：枸杞子及其他药物同放砂锅中，加水浸60分钟，煎25分钟；倒出药汁，再加水煎1次，然后合并2次药汁，分2次于食前温服。

功用：本方在补益肝肾的同时，用了党参、白术健脾补气，性偏温补，适宜于癌症化疗胃肠道反应较重者服用。

肺癌辅助治疗方

（1）西洋参肉汤

原料：枸杞子19g，西洋参3g，玉竹37g，怀山药22g，龙眼肉19g，猪瘦肉300g。

做法：将西洋参切成薄片，加水浸60分钟；猪瘦肉用温水洗过，切成小块；将枸杞子、西洋参片、玉竹等一并放砂锅中，放入猪肉，加水足量炖煮，先大火再改用小火，连煮3小时，加盐或糖调味食用。

功用：肺癌的主要表现为刺激性咳嗽、咯血、胸痛、发热、气短等。其发病，多由于阴气衰弱，或因烟毒灼肺伤阴，邪毒交结而成，治疗中重在润养调补，枸杞子、西洋参、玉竹等均有此功用，适宜于服食。

（2）参杞炖龟

原料：枸杞子15g，龟1只，生晒参3g，香菇30g。

做法：枸杞子洗净；生晒参加水浸60分钟；香菇加水浸60分钟；杀龟，用温水洗净，放锅内，加水足量，煮沸后取出洗净，放砂锅中，加生晒参、枸杞子、香菇等，并放生姜、盐等调料少许，加水足量，用小火炖至龟熟烂，调好味，吃枸杞子、生晒参、香菇及龟肉，喝汤，分数次食用。

功用：本方具有益气养肺功效，适宜于肺癌者进补食用。

（3）枸杞地黄膏

原料：枸杞子50g，地骨皮30g，生晒参10g，鲜地黄1000g，麦冬60g，知母30g，炙甘草10g。

做法：鲜地黄捣取汁备用；枸杞子及其他药物同放砂锅中，加水煎取汁，连煎2次，得药汁约1000mL；将2次煎汁与鲜地黄汁同放锅内，用小火熬成膏，凉透后盛贮备用。每日2次，每次1匙，用温水化开服用。

功用：本方具有滋阴降火功效，适用于肺癌表现为阴虚内火旺者服用。

防治小知识

鲜地黄与生地黄

鲜地黄与生地黄是玄参科植物地黄 *Rehmannia glutinosa* Libosch. 的新鲜或干燥块根。秋季采挖，除去芦头、须根及泥沙，鲜用称鲜地黄、鲜生地；缓缓烘焙至约八成干称生地黄。鲜生地：清热生津，凉血，止血，用于热病伤阴，舌绛烦渴，发斑发疹，吐血，衄血，咽喉肿痛。生地黄：清热凉血，养阴，生津，用于热病舌绛烦渴，阴虚内热，骨蒸劳热，内热消渴，吐血，衄血，发斑发疹。鲜生地，性大寒，味甘苦，作用与干地黄相似，滋阴之力稍逊，但清热生津，凉血止血之力较强。

胃癌辅助治疗方

（1）参杞炖猪肚

原料：枸杞子10g，熟猪肚250g，党参10g，木耳30g。

做法：党参加水蒸60分钟后，煎煮取汁，连煎2次，合并煎汁浓缩至约30mL备用；木耳用温水浸透，洗净，切成小块；熟猪肚用温水洗净，切成片；炒锅放在旺火上，加菜油烧至六成热时，将浆过的肚片放锅内，炸成黄色，烹入黄酒，加盐，下木耳蒸熟的枸杞子及党参煎液，烧炒5分钟，用湿淀粉勾芡。

功用：枸杞子是补益中药，长于补肾益精，并有养胃的作用，合猪肚、党参、木耳烹调食用，调补脾肾，适宜于胃癌者食用。

（2）健脾胃汤

原料：枸杞子15g，生黄芪20g，白术12g，茯苓12g，炙甘草3g，北沙参10g，麦冬10g，鸡血藤24g，怀山药12g。

做法：枸杞子及其他药物同放砂锅中，加水浸60分钟，煎25分钟；倒出药汁，再加水煎1次，然后合并2次药汁，分2次温服。

功用：本方以健脾胃命名，其健脾养胃的作用较著，适宜于胃癌者表现为神疲乏力、饮食量少、进食无味、大便溏薄者服用。

（3）二气双调饮

原料：枸杞子9g，怀山药9g，肉苁蓉9g，人参6g，当归6g，怀牛膝6g，茯苓6g，陈皮3g，砂仁3g，姜半夏4.5g，青皮4.5g，沉香1.5g。

做法：枸杞子及其他药物同放砂锅中，加水浸60分钟，煎25分钟；倒出药汁，再加水煎1次，然后合并2次药汁，分2次于食后温服。

功用：本方出自于《医醇賸义》一书，用治关格，病初始时气机不利，喉下作梗，继而食入即吐，或食少吐多，日渐便溺艰难。

肝癌辅助治疗方

（1）一贯煎

原料：枸杞子12g，北沙参10g，麦冬10g，当归10g，生地黄30g，川楝子5g。

做法：枸杞子及其他药物同放砂锅中，加水浸60分钟，煎30分钟；倒出药汁，再加水煎1次，然后合并2次药汁，分2次于食后温服。

功用：本方滋阴疏肝，对于肝肾阴虚，血燥气郁，症见胸脘胁痛、吞酸吐苦、咽干口燥、舌红少津者，有治疗效果。

（2）加减滋肾生肝饮

原料：枸杞子12g，紫河车3g，柴胡10g，茯苓10g，泽泻10g，姜半夏10g，党参10g，熟地黄12g，怀山药12g，牡丹皮6g，炮甲片3g，黄芩6g。

做法：紫河车、炮甲片加工成粉末，过筛取粉；枸杞子及其余各药一并放砂锅中，加水浸30分钟，用中火煎30分钟，取汁，连煎2次，将2次煎汁混合，分2次用药汁送下紫河车、炮甲片粉。

功用：本方的主要作用在于滋养肾水以涵肝木，适宜于肝癌患者调治服用。

（3）加味乙癸同源饮

原料：枸杞子10g，紫河车6g，当归6g，川楝子6g，生地黄10g，白芍药10g，北沙参10g，麦冬10g，醋炙鳖甲12g，煅牡蛎12g，制首乌6g，藏红花2g。

做法：紫河车加工成粉末，过筛取粉；枸杞子及其他各药一并放砂锅中，加水浸60分钟，放火上煮沸，改用小火煎30分钟，倒出药汁，锅中加入足量沸水，再煎1次，然后将2次药汁混合，分2次用药汁送服紫河车粉。

功用：本方用枸杞子、制首乌等滋养肾阴，鳖甲、牡蛎软坚散结，合而适宜于肝癌患者选用。

红花与藏红花

红花为菊科植物红花 Carthamus tinctorius L. 的干燥花，功能活血通经，散瘀止痛，主要用于经闭，痛经，恶露不行，癥瘕痞块，胸痹心痛，瘀滞腹痛，胸胁刺痛，跌仆损伤，疮疡肿痛。藏红花是鸢尾科植物番红花 Crocus sativus L. 的干燥柱头，原产于地中海沿岸国家，又叫西红花，功能活血化瘀，凉血解毒，解郁安神，用于经闭癥瘕，产后瘀阻，温毒发斑，忧郁痞闷，惊悸发狂。西红花对肝癌、脾癌、肾癌、胃癌、子宫癌等癌症的防治有一定作用。

白血病辅助治疗方

（1）丹首生血灵

原料：枸杞子12g，红参10g，茜草10g，炙黄芪15g，制首乌6g，鸡血藤15g，淫羊藿15g，肉苁蓉12g，丹参30g。

做法：枸杞子及其他各药同放砂锅中，加水浸60分钟；砂锅放火上，煮沸后改用小火煎30分钟，倒出药汁，锅中加入足量沸水，再煎1次，然后将2次药汁混合，分2次于空腹时温服。

功用：本方具有补气益血、活血止血功效，适宜于慢性白血病，全身无力、神疲气短、面色萎黄、低热不退、盗汗失眠、心悸不宁者服用。

（2）补气养血方

原料：枸杞子18g，黄芪30g，党参30g，白花蛇舌草30g，小蓟30g，当归24g，补骨脂24g，何首乌6g，茯苓12g，白术12g，阿胶12g，甘草6g。

做法：阿胶放杯中，加水炖烊；枸杞子及其他药物同放砂锅中，加水煎取汁，连煎2次；合并2次药汁，兑入阿胶浆，分2次温服。

功用：本方适用于淋巴细胞性白血病者服用。由于淋巴细胞性白血病患者淋巴细胞膜脂区流动性增大，且随病情发展而变化，本方可通过降低细胞膜流动性，改善膜结构及功能，以达到缓解白血病的目的。

（3）补肾生髓汤

原料：枸杞子15g，怀山药20g，茯苓20g，生地黄15g，熟地黄15g，大枣10个，生晒参12g，当归12g，杜仲20g，五味子6g，甘草6g，蒲公英18g，紫花地丁15g，半枝莲15g，菟丝子15g，女贞子15g，青黛6g，雄黄3g，白花蛇舌草30g。

做法：枸杞子及其他药物同放砂锅中，加水浸60分钟，煎25分钟；倒出药汁，再加水煎1次，然后合并2次药汁，分别于食后温服。

功用：本方以大量补益药与清癌毒药同用，具有补肾生髓、清热解毒功效，对于治疗慢性粒细胞性白血病有一定效果。

防治小知识

枸杞子的选用与贮藏

枸杞子选择色红、圆润、干燥者为宜，洗净后用，凡虫蛀、褐色斑的均应剔除不用。枸杞子成分色质很不稳定，易氧化变色、变质，也易虫蛀，居家可将枸杞子晒干，用瓦罐盛贮密封保存。

 # 冬虫夏草补肺肾

冬虫夏草是虫草蝙蝠蛾的幼虫冬眠后，虫体受到虫草菌的侵袭而长成的菌体，其头部长出的菌座形状如草，于夏初冒出地表，所以古有"夏草"之称。

保健祛病良药

冬虫夏草，性温味甘，功能补肺肾。《本草从新》谓能"保肺益肾，止血化痰，已劳嗽"。《药性考》：秘精益气，专补命门。《柑园小识》说，用酒浸有益肾之功，能治腰膝间痛楚；与老鸭同煮，适宜老人健身；凡病后调养及虚损不足者，吃鸭一只可抵人参一两。《重庆堂随笔》说它是虚证、虚痉、虚痛之圣药。《现代实用中药》：适用于肺结核，老人衰弱之慢性咳嗽气喘、吐血、盗汗、自汗；又用于贫血虚弱、阳痿、遗精、老人畏寒、涕多泪出等证。《云南中草药》：补肺，壮肾阳，治痰饮喘咳。《中国药用动物志》：滋补肺肾，止咳化痰，收敛止血，止咳化痰，收敛止积压，镇静。治病后衰弱、虚劳咳血、阳痿遗精、神经衰弱、慢性咳喘。

虫草防癌文献记载

《本草纲目拾遗》：保肺气，实腠理。潘友新云治膈症，周兼士云治蛊胀。《青藏高原药物图鉴》：治神经性胃痛、呕吐、反胃、食欲不振、筋骨疼痛等。《中药新用》：治疗晚期恶性肿瘤、慢性肾功能衰竭，能预防习惯性感冒，治疗心律失常，可使蛋白尿转阴。

补肺益肾

冬虫夏草归于肺、肾二经，而有补肺益肾的作用，可以用来治疗肺肾虚不足、肾不纳气的喘息咳嗽病症。《本草从新》所说的"保肺益肾，止血化痰，已劳嗽"，即是针对于此。现代研究发现，冬虫夏草之所以能补肺平喘，其原因主要在于能够改善和提高呼吸系统功能，正是基于此，临床上广泛地用于治疗急、慢性支气管炎，支气管哮喘，肺气肿等。

中医学认为，肺为水之上源；我国古代治虚证专著《理虚元鉴》提出"治虚二统""阴虚为本者，统于肺"，认为阴虚成劳损表现有数种，有五劳七伤之异名，但治疗要领以肺为要则。而肾称为先天之本，肾阳又称为"命门之火"，是人体阳气的根本；所以说诸虚百损，穷必及肾；补肾在治疗虚证中是很有重要意义的。冬虫夏草擅长于补益肺肾，可以说几乎统治了所有虚证。临床治疗肾虚阳痿、遗精、早泄、腰膝酸痛、病后虚弱、失眠、眩晕、心悸、少气、体虚易感、痰饮喘嗽、久咳虚喘、劳嗽咯血、胃痛、呕吐、自汗、盗汗等，多以之为主药或配合使用。

调节免疫功能

研究发现，虫草能增强与调节免疫功能，提高免疫活性；改善微循环、抗缺氧，改善冠状动脉循环，纠正心肌缺血，增加心肌的营养血流量，对抗各种心律失常；抗血栓形成，降低血清胆固醇，调节血糖；能明显地扩张支气管平滑肌，有祛痰、镇咳、平喘等作用；有抗菌、抗病毒的作用，能抑制结核杆菌；并有较好的雄性激素样作用和镇静催眠，解痉作用，能治疗神经衰弱、阳痿及围绝经期综合征；有抗肿瘤作用，以抑制肺癌、胃癌尤为明显。防止化疗、放疗所致的白细胞下降，能提高放、化疗及手术后免疫功能。

防治小知识

冬虫夏草抗癌实验报告

冬虫夏草含有超氧化物歧化酶，可以防止氧化，去除多余的自由基，防止细胞变异，从而预防癌症。冬虫夏草中含有抗肿瘤活性成分，能通过促进靶免疫细胞的增殖和分泌，来增强免疫细胞的功能，发挥抗肿瘤作用。它还可以通过诱导肿瘤细胞凋亡，来抑制肿瘤细胞的增殖。冬虫夏草含有丰富的营养成分，可以帮助癌症患者手术治疗和放疗期间迅速恢复身体，也可减少放疗和化疗引起的不良反应。

抗肿瘤

研究表明，冬虫夏草对肿瘤细胞有显著抑制作用，尤其对肺癌的原发灶和自发性肺转移均有效用。临床上使用冬虫夏草辅助治疗肺癌、白血病取得较好的效果。有报告显示，冬虫夏草治疗晚期癌症取得了较好的效果。

据研究，虫草醚提取物腹腔注射给药，有延长艾氏腹水癌小鼠的生存期，而水提取物及醇提物均无效，并且醚提物在接种癌细胞前给药可以提高抑癌作用。

虫草的醇提物均可明显抑制小鼠肉瘤、小鼠肺癌、小鼠乳腺癌等肿瘤的生长。虫草醇提物对小鼠前胃鳞状上皮增生无治疗作用，但可减少其癌变的发生率。

蚕蛹虫草水煎剂给予小鼠灌胃，具有明显抑制小鼠肉瘤S180肿瘤块生长，延长荷瘤小鼠寿命，降低小鼠荷瘤率；明显抑制小鼠LEwis肺癌原发灶生长和自发肺部转移，其作用机理与促进小鼠淋巴细胞转化率，激活腹腔巨噬细胞吞噬活性有关。

体外实验表明，虫草具有直接抑制喉癌细胞生长及集落形成。蚕蛹虫草的作用在性质及强度上与冬虫夏草相近。

有报道称，天然冬虫夏草及人工虫草菌丝水提物腹腔注射对小鼠皮下移植性LEwis肺癌的原发灶生长和自发肺部转移均有明显的抑制作用。研究表明，抑制率与对照组相比有显著差别。另据研究报道，冬虫夏草提物使喉癌细胞存活与对照组比较有显著延长，并表明喉癌细胞对冬虫夏草提取物敏感。

甘肃产虫草新种提取的3种虫草菌丝对小鼠淋巴瘤P388、肝癌Hep和肉瘤S180肿瘤株各有一定抑制作用，对淋巴瘤P388的作用最明显，其次对肝癌的作用也较明显，对肉瘤S180作用较弱。冬虫夏草所含的虫草素能抑制小鼠白血病L5187的细胞的核糖合成，虫草提取物对小鼠LEwis肠癌、乳腺腺瘤均有抑制作用，虫草素有抑制细胞分裂及抗癌作用。

虫草防治多种癌症

冬虫夏草对胃、食道、肺、肝、结肠、直肠、乳腺等癌细胞有抑制作用。有研究将虫草醇提取物腹部注射15天，发现可延长接种艾氏腹水癌小鼠存活率97.4%。虫草水、醇提取物对小鼠肉瘤S180、S27，小鼠MA737乳腺癌有抑制作用，还可以加强环磷酰胺的抗癌作用。

喉癌药膳

（1）虫草鸭肉羹

原料：冬虫夏草3g，老鸭肉100g，鲜百合5个，大枣10个。

做法：将冬虫夏草加工成极细粉末；鸭肉用温水洗净，切成块，放锅中，加水炖至熟烂，取肉，弃骨，留汤备用；大枣去皮、核取肉。将百合、枣肉、鸭肉及汤汁同放锅中，用小火烧煮，拌入冬虫夏草粉末，放冰糖调味。

用法：每日1料，作点心食用。

功用：冬虫夏草含有粗蛋白、脂肪、虫草酸、维生素B等成分，能增强人体巨噬细胞的吞噬作用，抗癌健身。配合鸭肉、百合、大枣等，有良好的抗癌效果。喉癌者多因喉间病变，多影响到进食，本膳采用羹剂，宜于采用。

（2）虫草养阴汤

原料：冬虫夏草5g，北沙参20g，麦冬10g，五味子10g，百合10g，黄芪15g，生地黄15g，玄参10g，白花蛇舌草20g。

做法：将冬虫夏草等放砂锅中，用水浸泡30分钟，放火上煎沸后，改用文火煎30分钟，连煎2次，合并2次煎汁，即成。

用法：每日1剂，分2次于食后服用。

功用：实验证明，冬虫夏草对喉癌细胞有直接的抑制作用，又由于功能补益气阴，对属于气阴不足，表现为声音嘶哑、气短懒言、神疲乏力、口咽干燥、五心烦热、舌红少苔、脉细数无力者，最有裨益。

（3）虫草慈菇小丸

原料：冬虫夏草10g，山慈菇10g，人中黄30g，蜂蜜50g。

做法：将冬虫夏草、山慈菇及人中黄加工成粉末，过筛取粉；用蜂蜜将药粉拌和，制成绿豆大小的小丸，阴干，装瓶备用。

用法：每日2次，每次取小丸1粒，含口中化开，慢慢咽下。

功用：山慈菇、人中黄为治疗咽喉肿痛的良药，配用冬虫夏草补益气阴，对于喉癌患者的辅助治疗有帮助。本方采用丸剂口含的服用方法，使药力在咽喉间的时间较为持久，有助于作用于病灶，发挥最大的药效。

食管癌药膳

（1）山药野鸭羹

原料：野鸭半只，鸡内金30g，怀山药30g，薏苡仁60g，党参12g，生甘草10g。

做法：党参、怀山药、鸡内金、薏苡仁、炙甘草分别加工成粉末，一并过筛取粉备用；野鸭洗净，放沸水中汆一下，捞出洗净，再放入锅中，加水炖煮至熟烂；野鸭去骨取肉，剁成小粒，放回锅中，用原汤汁再炖煮一下，调入党参等药末，稍煮一下，加盐调味。

用法：作点心食用，分2天吃下。

功用：本膳以补养为主，适宜于食管癌病人气虚胃弱者调补食用。

（2）滋阴增液汤

原料：山药24g，南沙参15g，生地黄15g，玉竹15g，麦冬15g，海藻15g，玄参15g，蒲公英30g，紫花地丁30g，旋覆花9g，白茅根60g，白花蛇舌草120g。

做法：将山药等放砂锅内，加水浸半天，煎取汁服用。每日1剂，每剂煎2次，合并煎汁，分2次温服。

功用：本方滋阴增液，软坚散结，适宜于治疗食管癌、胃癌，表现为噎隔、吞咽困难、口干便秘者。

肺癌药膳

（1）虫草滋肺饮

原料：冬虫夏草3g，麦冬15g，石斛15g，生地黄15g，白花蛇舌草30g。

做法：将冬虫夏草、麦冬等一并放砂锅中，加水浸泡30分钟，放火上煎30分钟；倒取汁，连煎2次，最后，合并2次煎汁，即成。

用法：每日1剂，不拘时代茶饮服。

功用：本方的主要作用在于滋肺养阴，适宜于治疗肺癌阴虚，表现为口干咽燥、咳痰不爽者。冬虫夏草可加工成粉末，过筛取粉，于服用时，用药汁送下。

地黄与防治癌症

防治小知识

鲜生地、生地黄、熟地黄均含有地黄多糖，可增强小鼠的细胞免疫功能，在机体免疫功能低下时其增强作用更为明显。鲜地黄汁、鲜地黄水煎液功能增强机体非特异性免疫功能，明显提高类阴虚小鼠的脏脾B淋巴细胞功能，并增强淋巴细胞的转化功能。生地黄水煎液其作用弱于鲜地黄汁。地黄多糖可促进正常小鼠骨髓造血干细胞的增殖，刺激其造血功能。并对放射损伤有一定的保护和促进恢复作用。地黄低聚糖也能增强小鼠的造血干细胞。地黄多糖有明显的免疫调节活性，能使LEwis肝癌细胞内P53基因的表达明显增加。

（2）虫草二仙汤

原料：冬虫夏草15g，淫羊藿15g，仙茅12g。

做法：把冬虫夏草、淫羊藿等放砂锅中，加水浸泡30分钟后，煎30分钟，连煎2次，合并药汁即成。

用法：每日1剂，分2次服用。

功用：用于辅助治疗转移性肺癌，属于肾肺阳虚者效果较好。本方性偏热，凡口咽干燥、大便干结者不宜服用。

（3）虫草银耳散

原料：冬虫夏草30g，银耳60g，三七30g。

做法：冬虫夏草洗净，烘干，加工成粉末；银耳、三七分别加工成粉末；将各种粉末一并过筛取粉，装胶囊备用。

用法：每日3次，每次3粒，于空腹时用温开水送下。

功用：本方中的银耳润肺作用显著，三七以活血祛瘀见长，配合冬虫夏草，对于肺癌的调治有帮助。

防治小知识

冬虫夏草与肺癌

冬虫夏草对晚期肺癌有明显的辅助治疗作用，可以提高晚期肺癌病人对放化疗的耐受性，减轻放、化疗的不良反应，减轻骨髓抑制，对血红蛋白、白细胞、血小板下降者有提升作用，可以提高疗效。有人采用冬虫夏草治疗肺癌，并与其他药物进行对照观察，发现服用冬虫夏草组对放、化疗的耐受性明显优于对照组。说明冬虫夏草适宜于肺癌放化疗过程中配合服用。

白血病药膳

（1）虫草金龟汤

原料：冬虫夏草15g，金钱龟约500g重者1只。

做法：金钱龟洗净，剖开，去内脏，用沸水泡过；冬虫夏草洗净；把冬虫夏草、龟一并放锅内，加盐、黄酒，置火上煲汤，调好味，佐餐食用。

功用：白血病多由于热毒内蕴，耗伤气血，特别是化疗后元气更伤，表现为极度虚弱、面色㿠白、心悸气短、自汗、盗汗、不思饮食、大便溏薄、小便频数等。本方补益滋养，可作为辅助治疗药膳。

（2）虫草肉羹

原料：冬虫夏草3g，大枣10个，猪瘦肉100g，生姜适量。

做法：将冬虫夏草洗净，加水浸胀；猪瘦肉剁成4cm见方的块，用温水洗过；大枣加水浸半天；将冬虫夏草、猪瘦肉、大枣一并放汤钵内，加盐、黄酒、生姜，倒入鸡清汤，盖好，上笼蒸熟即成。

用法：调好味，佐餐食用。

功用：本方用冬虫夏草补肾益精，大枣健脾开胃，对于慢性白血病，病症表现为全身无力、腰膝酸软、神疲气短、面色萎黄、头晕眼花者有调治效果。本方并有养心安神的作用，有助于防治失眠、多梦、心悸不宁等。

（3）虫草饮

原料：冬虫夏草2个，大枣5个，枸杞子12g，干地黄12g，当归10g。

做法：冬虫夏草洗净；大枣洗净，加水浸半天；枸杞子等三药放砂锅中，加水浸1小时，加入大枣、冬虫夏草，用中火煮沸，改用小火煎30分钟；倒出药汁，加水再煎1次，然后合并2次药汁，备用。

用法：分2次于空腹时服用。

功用：本方中的冬虫夏草对于改善急、慢性白血病患者的临床症状有帮助，其他各药对于补益气血有帮助。大枣、枸杞子可于服药时一并吃下。

虫草抗肾移植排异

防治小知识

研究表明，冬虫夏草配合环孢素A，用于肾移植术后患者，能减少急性排异的发生，并有抗慢性排异的效果，能确保肾移植的存活期，取代三联用药中的硫唑嘌呤用药，避免药物性肝功能损害，持续稳定用药能减少肾移植术后感染的发生，改善患者术后的生活质量。部分人肾移植后出现严重的排异现象，在使用冬虫夏草后，使病情转危为安。冬虫夏草滋养强壮，扶正益气，能增强非特异性免疫，调节特异性免疫，故能发挥良好的抗排异作用。可取冬虫夏草5g，加水煎煮饮用，也可将冬虫夏草加工成粉末，装胶囊中服用。

饮食调养与验方选用

　　本章介绍各种癌症的饮食调养及名家验方。涉及病种涵盖了脑癌、鼻咽癌、甲状腺癌、肺癌、食管癌、胃癌、肝癌、大肠癌、肾癌、膀胱癌、前列腺癌、乳腺癌、宫颈癌、恶性淋巴瘤和白血病，并有癌前病变、癌症术后、癌症接受放化疗者。针对各种病证，讲述饮食调养原则，介绍菜肴药膳，再是医方举例。选录的医方有古代名方和当代名医经验方，组成、用法、适宜病证一一列出。

脑癌

调养原则

摄入优质蛋白质，多吃真菌类食物

脑癌患者应该吃优质蛋白类食物，多吃绿色蔬菜与水果，多吃真菌类食品，如木耳、香菇、金针菇等等，有助于预防肿瘤复发转移。

吃有保护颅腔作用的食物

多吃紫菜、核桃仁、赤豆、鸭肉、玉米须等。这类食物含有多糖和脂肪酸等能增强细胞免疫，增强大脑的抗压能力，还有防治脑颅内高压的作用。

吃有保护视力作用的食物

脑癌容易压迫视觉神经导致视力下降，可多吃明目的食物，如荠菜、猪肝、马兰头等。

少吃辛辣刺激性强的食物

脑癌患者需要平和的有机氧和营养成分的供给，而咖啡、可可、辣椒、烟酒等刺激性食物，会刺激血管，引起血管扩张，影响血液运行，不宜多吃。

少吃油腻的食物

油炸类食物、蛋糕奶油等，含有大量的反式脂肪酸，摄入这类食物，会使得血管壁变得容易破裂，加重病情，不宜多吃。

菜肴药膳

（1）荠菜豆腐羹

原料：豆腐500g，荠菜100g，猪腿肉50g，冬笋肉50g。

做法：冬笋肉放沸水中焯一下，切成丝；荠菜洗净切细；豆腐切成小块；猪腿肉切成细丝，放碗中，加黄酒、精盐拌匀，浸渍5分钟。炒锅放菜油烧至七成热，入荠菜煸炒一下，加鲜汤，用旺火烧煮，下肉丝、冬笋丝，用勺划散，加入豆腐，放盐，沸后加胡椒粉，用湿淀粉勾芡即成。

（2）清炖木耳香菇

原料：香菇50g，木耳25g。

做法：香菇、木耳分别加水泡发，放砂锅中，加入浸泡的水，并放鸡汤，加黄酒、精盐、生姜片、葱段、猪油，用大火炖沸，撇去浮沫，改为文火炖20分钟，拣去生姜片、葱段，调好味食用。

（3）炒松仁玉米

原料：嫩玉米150g，松子仁50g。

做法：炒锅放菜油烧至六成热，将玉米放锅中煎炒至熟，放入松子仁，加盐炒入味，起锅食用。

（4）茯苓炖鱼头

原料：鲢鱼头约250g重者1尾，茯苓25g。

做法：鱼头去鳃，洗净；茯苓取洁净的中药饮片。先把鱼头放油锅中煎透，加入料酒，稍烹一下铲起备用。将茯苓放在炖盅内，放入煎好的鱼头，放精盐、生姜块和适量清水，上笼蒸煮约30分钟，取出食用。

防治小知识

茯苓的抗癌作用

茯苓性平味甘、淡，入心、肺、脾、肾经。功能利水渗湿，健脾宁心。用于水肿尿少，痰饮，头晕目眩，心悸，脾虚食少，便溏泄泻，心神不安，惊悸失眠。它含有茯苓糖、茯苓聚糖、茯苓酸、松苓新酸、腺嘌呤等化学成分。茯苓次聚糖能明显增强免疫功能，茯苓聚糖复合物（U-P）对S180腹水瘤的抑瘤率为50%左右。茯苓多糖PCME对艾氏腹水癌实体型的抑制率在60%~80%。茯苓素对抗癌药有增效作用，茯苓多糖能增强环磷酰胺、长春新碱对白血病L615有抑制作用；增强争光霉素对食管癌有抑制作用。

医方举例

（1）软坚化瘀汤

组成：夏枯草30g，昆布15g，海藻30g，桃仁9g，白芷9g，石见穿30g，王不留行12g，赤芍15g，生南星15g，蜂房12g，野菊花30g，生牡蛎30g，全蝎6g，蜈蚣9g，天龙2条。

用法：每日1剂，加水煎2次，分2次服用。

功能：化痰软坚，祛瘀攻毒。适宜于脑瘤视物不明或复视，头昏头痛，恶心呕吐，肢体活动不利或有偏瘫，或有言语不利，记忆障碍，舌质红，舌苔黄，脉弦滑。（刘嘉湘方）

（2）丁氏脑瘤方

组成：厚朴12g，大腹皮15g，柴胡9g，枳壳12g，商陆9g，泽泻30g，椒目9g，全瓜蒌30g，槟榔9g，石菖蒲24g，制南星9g，姜半夏15g，地龙24g，威灵仙30g，葱白12g。

用法：每日1剂，加水煎2次，分2次服用。

功能：调气行水，豁痰开窍。适宜于脑恶性胶质细胞瘤，痰湿壅滞，气机闭阻，脑神受扰，头痛如裂，阵发性加剧，晨起呕吐，双目视物不清，表情淡漠，反应迟钝，或大小便失禁，或有肢体感觉障碍，舌质胖大，苔厚腻，脉滑而有力。（丁国华方）

（3）熄风软坚汤

组成：全蝎4.5g，蜈蚣6条，丹参20g，川芎4.5g，僵蚕9g，地龙9g，半夏9g，钩藤15g，白术9g，天麻9g，天葵子15g，夏枯草30g，贝母9g，女贞子15g，枸杞子15g，云雾草15g，分心草15g。呕吐加姜竹茹，头痛甚加藁本、蔓荆子、白芷、菊花，视力障碍加薏仁、青葙子、密蒙花、石决明、石斛夜光丸，便秘加大黄䗪虫丸或番泻叶，多饮多尿加生地黄、天花粉、石斛、桑螵蛸、龟甲、远志。

用法：每日1剂，加水煎服。

功能：息风清热，化瘀祛痰。适宜于各类脑瘤。（潘国贤方）

（4）**解毒豁痰汤**

组成：荸荠60g，天葵子30g，重楼15g，三七10g，僵蚕10g，全蝎3g，半枝莲30g，半夏15g，白花蛇舌草30g，白术15g，天麻10g，石决明30g。

用法：每日1剂，加水煎煮，分2次空腹服用。

功能：解毒消瘤，豁痰通络。适宜于星状细胞瘤，邪毒犯脑，痰浊泛滥，清窍蒙蔽，头痛阵作，步态不稳，呕吐频繁，双目视力模糊或复视，听力减退，或颜面、四肢浮肿，舌红苔白腻，脉濡或弦滑。（《肿瘤科中西药物手册》）

重楼的抗癌作用

重楼，即七叶一枝花，它性微寒味苦，有小毒，归肝经。功能清热解毒，消肿止痛，凉肝定惊，抗癌。常用于治疗甲状腺癌、鼻咽癌、肺癌、宫颈癌、食管癌、胃癌、肠癌、脑肿瘤、恶性淋巴瘤等，并用于治疗癌性发热及癌性疼痛。药理研究表明，重楼有细胞

防治小知识

毒作用，诱导癌细胞凋亡、调节人体免疫功能、影响癌基因表达、抗肿瘤血管生成等抗癌作用。重楼煎汤内服，用量3~10g；研末外用，每次1~3g。也有磨汁涂布、研末调敷或鲜品捣敷。

鼻咽癌

调养原则

增进食欲

鼻咽癌患者接受放疗，多由于放射线对口腔黏膜唾液腺的损伤，导致出现恶心、呕吐、味觉异常等，从而影响正常的食欲，严重者可导致营养代谢紊乱。因此，应进食易消化、营养高的食物，增加甜食、食物鲜度，以刺激食欲。

注意养阴补虚

放、化疗易损伤阴津，使鼻咽癌者出现口干、舌燥、咽干等，要注意养阴生津，话梅、橄榄、无花果等可刺激唾液分泌，龟、银耳、燕窝等有益阴作用，对于减轻干燥症状有帮助。

慎燥热食物

鼻咽癌者多阴津伤耗，易出现咯痰、咯血等，饮食上宜凉润，不要吃韭菜、葱、蒜等热性食物。同时要注意戒烟戒酒。

菜肴药膳

（1）养津饮

原料：雪梨1只，鲜芦根150g，天花粉50g，玄参10g，荠菜50g，杭白菊10g。

做法：将雪梨、鲜芦根榨取汁；余四物加水煎煮30分钟，去渣取汁。合并榨取汁、煎汁，分2次温服。

功用：有较好的滋阴生津、凉血利咽作用，鼻咽癌津液亏损，口咽干燥者可选用。

（2）杏仁莲藕汤

原料：杏仁10g，鲜藕50g。

做法：杏仁去皮尖，鲜藕切成小块，一并放锅中，加冰糖，放水适量，用小火炖至藕酥吃下。

功用：鼻咽癌干咳、咯血者宜于采用。

（3）山药莲子薏苡仁汤

原料：山药30g，莲子（去心）30g，薏苡仁30g。

做法：将三物放砂锅中，加水足量，用小火炖熟，加冰糖适量，作点心食用。每日1次，连服15天。

功用：鼻咽癌食欲差，精神疲乏，心神不安者，宜于食用。

（4）人参炖冬虫夏草

原料：雪梨1只，山参2g，冬虫夏草3g。

做法：梨洗净，削去皮，去心取肉；山参切成薄片。冬虫夏草洗净，与梨肉、人参片一并放锅中，用小火炖煮30分钟，作点心吃下。每周食用1次。

功用：鼻咽癌神疲气短者，宜于食用。

生藕凉血，熟藕健脾

藕，又叫莲藕，性凉味甘。功能清热生津，凉血止血；熟则补益脾胃，益血生肌。藕连接部分称为藕节，多用于止血。各种癌症需要养阴凉血的，用生藕，取其清热凉血之功，如治疗肺癌、鼻咽癌，将生藕捣绞取汁，加蜂蜜搅匀，分次服用；或取藕节煎煮取汁服用。如欲健脾开胃的，则将藕煮熟食用，莲藕含有鞣质，有一定健脾止泻作用，并能增进食欲，促进消化，开胃健中。莲藕中含有黏液蛋白和膳食纤维，能与人体内胆酸盐、食物中的胆固醇及甘油三酯结合，使其从粪便中排出，从而减少脂类的吸收。

医方举例

（1）白英野菊花饮

组成：白英30g，野菊花30g，牡丹皮30g，白花蛇舌草20g，三颗针15g，苦参15g，白头翁15g，重楼15g。热邪伤阴，口干咽燥者，加沙参、麦冬、生地黄；配合放疗加丹参、川芎、当归，头痛加延胡索、蔓荆子，鼻衄加仙鹤草、三七、茜草根。

用法：每日1剂，加水煎煮，分2次温服。

功能：清热解毒。适宜于鼻咽癌初中期，热毒盛，舌红苔黄，脉弦数。

（《肿瘤的诊断与防治》）

（2）柴参汤

组成：柴胡12g，辛夷12g，苍耳子12g，郁金15g，当归15g，丹参30g，瓦楞子30g，山豆根10g，全蝎10g，蜂房10g，白芍20g，仙鹤草60g，料姜石60g，生甘草3g。口干咽燥加沙参、麦冬、生地黄，食欲不振加鸡内金、山楂、神曲，头痛较重加蔓荆子、白芷。

用法：每日1剂，加水煎煮2次，合并煎汁，分2次服下。

功能：疏肝解郁，清热解毒，化瘀止血，软坚散结。适宜于鼻咽癌，头痛头晕，胸胁胀痛，烦热，鼻塞，涕中带血，口苦咽干，舌质暗紫或有瘀斑，苔白或黄，脉弦。（《中医癌瘤证治学》）

（3）石上柏苍耳汤

组成：石上柏30g，苍耳子10g，重楼15g，射干10g，山慈菇15g，白茅根30g，山豆根10g，瓜蒌20g，茜草根10g，胆南星15g，半夏15g，白芷15g。

用法：每日1剂，加水煎2次，分2次温服。

功能：清热泻肺，消炎抗癌。适宜于鼻咽癌肺热证。（《中医肿瘤学》）

（4）黄芪青黛饮

组成：生黄芪30g，青黛10g，野菊花20g，马勃10g，粉丹皮10g，侧柏叶15g，山慈菇10g，天花粉15g，白术10g，薏苡仁10g，北沙参10g，苍耳子10g。

用法：每日1剂，水煎2次，早晚分服。

功能：益气养阴，清解毒热。适宜于鼻咽癌，流浊涕，头晕，耳堵，或涕中带血者。（田兆黎方）

青黛与抗癌

青黛是清热类中药，性寒味咸，归肝经。功能清热解毒，凉血消斑，泻火定惊。用于温毒发斑，血热吐衄，胸痛咳血，口疮，痄腮，喉痹，小儿惊痫等。青黛中含有的靛玉红，对动物移植性肿瘤有中等强度的抑制作用。青黛常用于治疗慢性粒细胞白血病、鼻咽癌、原发性肝癌和食管癌等癌症。癌症患者放化疗的过程中服用青黛，可以明显降低因为放疗和化疗引起的毒性反应，减少放射剂量，缩短疗程。

甲状腺癌

调养原则

多吃含碘丰富的食物

碘一般需求量，成年男性为120~165μg，成年女性为100~115μg。甲状腺功能亢进者给予碘化合物，可以增加甲状腺素贮存量并减少释出，但过量会影响抗甲状腺素治疗。海带、紫菜、龙虾、海参等可以适量食用。

多吃有消肿散结作用的食物

菱角、核桃、香菇、木耳、猕猴桃等，具有散结的作用，有助于抗癌保健，并能增强免疫力，宜于食用。

菜肴药膳

（1）海带豆腐汤

原料：水发海带150g，豆腐400g，冬笋约300g重者1支，木耳30g。

做法：海带洗净，沥干，切成小块；木耳加温水发透，切作小块；冬笋切去老根，剥去皮，对剖开，切作薄片。炒锅放油烧至七成热，放生姜片、葱段炸至香味大出，加水，烧沸后倒入海带，翻炒几下后，加足量水，用旺火烧沸，再加入豆腐块、冬笋片、木耳片，放盐，煮15分钟即成。

（2）鲜菱肉汤

原料：鲜菱肉10个，紫菜25g。

做法：菱肉洗净，切成薄片；紫菜扯成小块。菱肉放锅中，加水足量，加盖煮沸3分钟，放入紫菜，加盐调好味，淋上芝麻油食用。

（3）核桃大枣炖鸭

原料：鸭子约750g重者1只，大枣60g，核桃肉60g。

做法：宰鸭去毛，剁去嘴、脚爪，去内脏，鸭肫刮洗净备用；鸭肉用温水洗净，沥干上料后备用；大枣洗净，加温水浸2小时；核桃肉去衣膜。炒锅放油烧至八成热，入鸭肉炸一下捞出，沥干油。把鸭肉放砂锅内，加核桃肉、大枣，并放生姜片、葱段、黄酒、盐，用小火煨煮2小时，捞出鸭肉，切成小块，排放成鸭子形状，放上核桃肉、大枣。拣去葱段、生姜片，用湿淀粉勾芡，浇在鸭肉上。

（4）鸡茸山药羹

原料：净鸡肉100g，山药200g。

做法：鸡肉用温水洗过，放沸水中焯过，用凉水洗去污物，放锅中，取生姜1小块拍松放入，加水足量，并放黄酒。先用旺火煮沸，再改用小火炖煮30分钟，拆下炖熟的鸡肉，剁成肉末，备用。山药洗净，切成薄片，放碗中，上笼盖好，用旺火蒸20分钟。锅中倒入炖煮的汤汁，放入鸡肉末及蒸酥的山药，加盐煮沸，用湿淀粉勾芡，撒上葱末即成。

山药与抗癌保健

山药为薯蓣科植物薯蓣的块根。它性平味甘，功能益气养阴，健脾补肺。山药含微量元素锗，可抑制癌细胞的转移，并具抗癌增效活性；山药水浸液具有促进干扰素生成和增加T细胞数量的作用，可升高肿瘤细胞环磷酸腺苷水平，抑制肿瘤细胞增殖；抑制唾液酸酶，对突变细胞有产生抑制的倾向。由于山药性平和，味甘甜，且能健脾益阴，临床治疗各种癌症，多配合使用。

医方举例

（1）五海瘿瘤丸

组成：海带60g，海藻60g，海螵蛸60g，昆布60g，浮小麦60g，海蛤粉60g，白芷30g，广木香6g。声音嘶哑加射干、山豆根、牛蒡子，肿瘤难消加生牡蛎、半枝莲、鳖甲，淋巴结转移加黄药子、猫爪草，胸闷不适加柴胡、郁金、香附。

用法：各药共捻细末，加工成丸剂，每日2次，每次6g，早晚用温开水送服。

功能：软结化痰，消肿舒气。适宜于甲状腺癌，气郁痰阻，颈前肿块，颈部觉胀，胸胁不舒，易汗出，舌淡红，苔白腻，脉弦滑。（《全国中药成药处方集》）

（2）消瘰散结方

组成：生牡蛎30g，金银花30g，白花蛇舌草30g，玄参24g，蒲公英24g，贝母15g，夏枯草15g，猫爪草15g，蜂房15g，柴胡6g，蜈蚣2条。胸闷不舒加香附、郁金，痰火炽盛加瓜蒌、蛤粉，肿块难消加海藻、黄药子、昆布。

用法：每日1剂，加水煎煮，分2次服用。

功能：疏肝解郁，清热化痰，软坚散结。适宜于甲状腺癌初中期，气郁痰阻，肝火郁结，颈前肿块，则硬不移，胸闷心烦，口苦口干，舌质红，苔黄腻，脉弦数。（《中医治癌大成》）

（3）橘核二仁汤

组成：橘核15g，桃仁12g，薏苡仁30g，夏枯草15g，昆布15g，海藻15g，生牡蛎15g，赤芍9g，泽兰9g，王不留行12g。

用法：每日1剂，水煎2次，分2次服用。

功能：活血化瘀，化痰软坚。适宜于甲状腺囊肿恶性病变。（湖北中医学院附属医院方）

（4）黄白汤

组成：黄药子15g，白药子15g，夏枯草15g，山豆根15g，生牡蛎15g，橘核12g，王不留行12g，天葵子12g，苏梗9g，射干9g，马勃9g，昆布30g。

用法：每日1剂，水煎2次，分3次服用。

功能：化痰软坚，解毒消核。适宜于甲状腺癌。（湖北中医研究所方）

黄药子与白药子

防治小知识

黄药子为薯蓣科薯蓣属多年生草质藤本植物黄独的地下块茎，又名黄独。其性寒，味苦、咸，有小毒，功能化痰散结，解毒消肿，凉血止血。主治瘿瘤瘰疬、无名肿毒、咳喘气逆、肿瘤等。实验研究证明，本品对肉瘤S180有抑制作用；其油剂对宫颈癌U14的抑制作用明显，对消化道肿瘤及甲状腺癌也有一定抑制作用。临床用于治疗恶性淋巴肉瘤、甲状腺肿瘤及消化道肿瘤等。白药子为防己科千金藤属植物，块根入药，味苦，性寒。功能清热解毒，凉血止血，散瘀消肿。用于急性肝炎、细菌性痢疾、急性阑尾炎，胃痛，跌打损伤，毒蛇咬伤；外用治流行性腮腺炎、淋巴结炎、神经性皮炎等。《卫生家宝方》白药散，治瘰疬疮，白药子不拘多少，为末，临卧，冷米饮调下一钱。

肺癌

调养原则

戒烟酒，忌辛辣食物

肺癌多表现为阴津损伤，故饮食上不宜进食辛辣刺激性食物，烟、酒宜戒绝，易于生湿酿痰的荤腥食物，也以不吃为好。

高蛋白质、多营养，均衡饮食

高蛋白饮食可以增加患者代谢，增加患者的营养，鱼、鸡、蛋等都宜多吃。营养需要全面，多吃蔬菜、水果，适量脂肪、微量元素，做到均衡合理。

注意润肺补虚

肺癌多表现为阴血的亏损，调治中当注意补肺润养。食物如银耳、燕窝、大枣、鸡蛋、瘦肉、龟、鳖等，宜多食用。山药、百合既是食物又是药物，以及西洋参、冬虫夏草、蛤蚧等，均可用作菜肴的原料。

菜肴药膳

（1）枸圆燕窝汤

原料：燕窝50g，枸杞子20g，龙眼肉20g。

做法：燕窝放在盛有开水的大碗内，加盖浸泡后，再换清水，拣去绒毛和污物洗净。龙眼肉、枸杞子洗净。燕窝放碗中，加清水150mL，放蒸笼内蒸30分钟，捞出盛入大汤碗里。另将冰糖、枸杞子、龙眼肉放碗内，加开水500mL，放笼中蒸30分钟，倒入装燕窝的大汤碗即成。肺癌无发热，胃口尚好者，宜于食用。

（2）百合野鸭煲

原料：野鸭1只，鲜百合200g。

做法：杀野鸭，去毛，取净肉，放煲锅中，加百合，放盐，盖好，用旺火煮沸，改用小火煲2小时，调好味食用。肺癌胃口差者，宜于食用。

（3）鲜藕萝卜饮

原料：鲜藕200g，萝卜250g，雪梨1只。

做法：将藕、萝卜洗净榨汁，梨去皮心榨汁，一并搅和饮服。肺癌咯血者，宜于饮用。

（4）虫草洋参饮

原料：冬虫夏草3g，西洋参5g，白果30g。

做法：西洋参切成薄片，虫草洗净，连同白果肉一并放炖器中，加水炖煮60分钟，取汁饮服。肺癌胸闷、气急者，宜于饮用。

西洋参的补益作用

西洋参含有多种人参皂苷，还含有挥发油、树脂、鼠李糖和葡萄糖等。西洋参含有的人参皂苷与红参等含有的人参皂苷一样，具有显著的抗疲劳、抗利尿、抗缺氧能力作用，并能降低小鼠因注射中枢兴奋剂引起的惊厥和死亡率。两者比较，红参含有的人参皂苷抗利尿作用明显高于西洋参；而西洋参含有的人参皂苷镇静作用较为突出。西洋参，性凉，味甘、苦，入心、肺、肾经。功能益肺阴、清虚火、养胃生津，适用于肺虚久咳、咯血；热病伤阴出现的咽干口燥、虚热烦倦；劳心过度，虚火妄动引起的心中烦热、不寐、尿赤等症。

医方举例

（1）益肺消积汤

组成：生黄芪30g，生白术12g，北沙参30g，天冬12g，石上柏30g，石见穿30g，白花蛇舌草30g，金银花15g，山豆根15g，杏仁9g，瓜蒌皮15g，八月札12g，夏枯草15g，海藻12g，生南星30g，生牡蛎30g。阴虚去黄芪、白术，加南沙参、麦冬、玄参、百合、生地黄；气虚去北沙参、天冬，加党参、人参、茯苓；肾阳虚加补骨脂、淫羊藿、菟丝子、肉苁蓉、锁阳。

用法：每日1剂，加水煎2次，分2次温服。

功能：益气养阴，清热解毒，软坚化痰。适宜于原发性肺癌。（刘嘉湘方）

（2）参冬白莲汤

组成：沙参30g，天冬9g，麦冬9g，茯苓12g，生地黄15g，怀山药30g，川贝母9g，知母9g，桑叶9g，三七3g，阿胶9g（烊冲），甘草3g，鱼腥草30g，半枝莲30g，白花蛇舌草50g。胸痛加赤芍、丹参、郁金、瓜蒌，胸水加龙葵、葶苈子、薏苡仁，咯血加藕节、白茅根、仙鹤草。

用法：每日1剂，加水煎2次，分2次服下。

功能：滋阴润肺，消瘤散结。适宜于肺癌气阴两虚证。（王帼珍方）

（3）二莲葶苓汤

组成：半边莲30g，半枝莲30g，全瓜蒌30g，车前草30g，夏枯草30g，蜂房9g，葶苈子9g，茯苓15g。胸痛加郁金、丹参、赤芍，痰中带血加仙鹤草、大蓟、小蓟，声音嘶哑加射干、山豆根，发热加石膏、知母。

用法：每日1剂，加水煎2次，分2次温服。

功能：泻肺利水，解毒消肿。适宜于肺癌，胸腔积液，胸闷气急，甚至不能平卧，咳嗽痰多，四肢肿胀，发绀，苔白腻，脉弦滑。（《中医癌瘤证治学》）

（4）化痰散结丸

组成：红参100g，田三七100g，浙贝母100g，淫羊藿100g，射干100g，菟丝子200g，补骨脂200g，龟甲200g，黄芪200g，茯苓200g，巴戟天200g，威灵仙200g，金樱子200g，生半夏150g，生南星150g，重楼150g，天竹黄50g，海马50g，五味子50g，陈皮50g。咳血加仙鹤草、地榆、大蓟、小蓟，胸痛甚者加丹参、赤芍、延胡索、郁金，胸腔积液加龙葵、葶苈子、薏苡仁。

用法：上药共研成细末，和为小丸，每日3次，每次10g。

功能：补肾益肺，化痰散结。适宜于周围型肺癌中晚期，肺肾两虚，痰瘀互结，邪毒壅盛，喘促气短，咳声低弱，声嘶胸痛，形瘦神疲，汗出肢冷，舌淡苔白，脉沉弱。（《肿瘤科中西药物手册》）

南星与抗癌

南星，性温，味苦、辛，有毒，归肺、肝、脾经。功能祛风止痉，化痰散结。主治中风痰壅，口眼歪斜，半身不遂，手足麻痹，风痰眩晕，癫痫惊风，破伤风，痈肿瘰疬，跌打麻痹，毒蛇咬伤等。用于治疗消化道肿瘤、颅脑肿瘤、脑转移性肿瘤或肿瘤淋巴结转移、宫颈癌、口腔肿瘤、神经系统肿瘤等。天南星有较大毒性，将天南星研成粉末，与牛胆汁混合加工，即成胆南星，使其毒性降低，清热息风的功效得到加强。

食管癌

调养原则

注意清补凉润

食管癌多有口咽干燥、胸骨后灼痛等热灼阴伤的症状，宜选用有清润补养作用的梨汁、甘蔗汁、牛奶、莲藕、银耳，性平和调补脾胃的山药、薏苡仁、山楂、猴头菇、木耳、大枣等。

注意补充蛋白质

食管癌以进食障碍为突出特点，而且进行性加重，早期就应积极加强营养，注意多吃鲜肉类、新鲜蔬菜及水果，补充蛋白质，增强抗病能力，为化疗、放疗、手术创造条件。晚期如恶液质出现，更应补充蛋白质，如牛奶、鸡蛋、瘦猪肉、鸡肉等。

菜肴药膳

（1）鲜铁皮石斛饮

原料：鲜铁皮石斛100g。

做法：鲜铁皮石斛洗净，拍松，切成小段，加水煎煮，取汁饮用。也可将鲜铁皮石斛放榨汁机中，加凉开水1杯，榨汁饮用。有呕恶症状者，煎煮或榨汁时，同时加用10g生姜。

（2）五汁安中饮

原料：韭菜100g，生姜10g，牛乳200g，鲜藕200g，雪梨1只。

做法：梨去皮心后，与韭菜、生姜、鲜藕一并榨汁，与牛乳搅和后，时时饮服。食管癌胸膈痞闷隐痛，食下作痛，口干咽燥，大便艰涩，形体消瘦者，宜于饮服。

（3）洋参炖燕窝

原料：银耳30g，燕窝30g，西洋参6g。

做法：银耳用清水浸开，洗净；燕窝用清水泡浸，洗净，捡去羽毛、杂质；西洋参洗净，切片。把西洋参、银耳、燕窝放炖盅内，可用加开水适量，加盖，用小火隔水炖3小时，早晚作点心服食。肺癌低热、口干、干咳者，宜于食用。

（4）乌蛇炖鸡

原料：乌梢蛇约300g重者1条，净鸡肉200g，火腿肉50g，龙眼肉30g。

做法：乌蛇杀好，取净肉用；净鸡肉用温水洗净；龙眼肉洗净；火腿肉用温水洗净。将蛇肉、鸡肉、龙眼肉同放锅内，加水，放生姜片，炖煮20分钟，取出蛇肉、鸡肉，切作细丝。炒锅加菜油烧热，投入蛇肉丝、鸡肉丝，加黄酒煸炒一下，放砂锅中，加入炖煮过的鲜汤和龙眼肉，并放火腿肉、生姜片、盐，加足量水，用小火炖3小时，调好味即可食用。食管癌咽喉有梗塞感者宜于食用。

名医朱丹溪治疗噎膈案例

朱丹溪曾调治两个噎膈患者，一人嘱饮新鲜牛奶，每次1小杯，每日5~7次，频频喝下，结果1个多月后，病患不再发作了；另一人给服韭菜汁，每次半盏，每日3次，没过几天病也好了。一案见《局方发挥》：台州治一匠者，年近三十，勤于工作，而有艾妻，且喜酒，其面白，其脉涩，重则大而无力。令其谢去工作，卧于牛家，取新温牛乳细饮之，每顿尽一杯，一昼夜可饮五七次，尽却食物，以渐而至八九次，半月大便润，月余而安。然或口干，盖酒毒未解，间饮甘蔗汁少许。另一案见《格致余论》：东阳王仲延遇诸途，来告曰：我每日食物必屈曲自膈而下，且硬涩作微痛，它无所苦，此何病？脉之，右甚涩而关尤沉，左却和。予曰：污血在胃脘之口，气因郁而为痰，此必食物所致。为制一方，用韭汁半银盏，冷饮，细呷之，尽韭叶半斤而病安。

医方举例

（1）参赭三甲汤

组成：旋覆花10g，代赭石30g，党参10g，清半夏15g，龟甲15g，鳖甲15g，牡蛎15g，瓦楞子30g，蜂房10g，黄芪30g，山豆根10g，赤芍15g，鸡血藤30g。颈部淋巴结肿大、质硬加海藻、昆布、山慈菇，胸部痛甚加延胡索、乳香、没药，吐大量黏涎加青礞石、天南星、白芥子，大便干结加大黄、芒硝、瓜蒌仁，气滞腹脘痞满加厚朴、大腹皮、炒莱菔子，呕吐酸腐热臭加芦根、黄连、竹茹。

用法：每日1剂，加水煎煮，分2次温服。

功能：降逆化痰，软坚破积，益气养血。适宜于中晚期食管癌、贲门癌，进行性吞咽困难，或胸骨后隐痛，恶心呕吐，食欲不佳，身倦无力，动则气少者。（《中医瘤证治学》）

（2）清火散郁汤

组成：金银花30g，连翘15g，葛花15g，全瓜蒌15g，茯苓10g，芝麻10g，天冬10g，陈皮10g，清半夏10g，枳壳10g，乌梅10g，柿饼霜10g，薤白10g，黄药子10g，青黛6g。

用法：每日1剂，加水煎煮，分2次服。

功能：清火解毒，化痰散结。适宜于食管癌，热壅痰结，进行性吞咽困难，吐黏涎，胸背痛，大便干，口黏无味，形体日瘦，舌苔黄干，脉细数。（《名老中医肿瘤验案》）

（3）理气化结汤

组成：八月札12g，枸橘30g，急性子30g，干蟾皮12g，白花蛇舌草30g，丹参30g，生马钱子4.5g，公丁香9g，广木香9g，生南星9g，蜣螂虫9g，夏枯草15g，紫草根30g，苦参30g，瓦楞子30g，天龙9g。呕吐黏液加旋覆花、代赭石、生半夏、茯苓、青礞石，胸痛加延胡索、乳香、没药、薤白、瓜蒌，大便秘结加瓜蒌仁、生大黄、玄明粉，大便隐血加白及、生地榆、血见愁，化痰软坚加海藻、海带、山慈菇，活血祛瘀加桃仁、红花、土鳖虫、水蛭，清热解毒加山豆根、石见穿、黄连，扶正补虚加党参、太子参、黄芪、白术、当归，养阴生津加生地黄、沙参、麦冬。

用法：每日1剂，水煎服，分2次服。

功能：理气化瘀，消肿散结。适宜于食管癌。（刘嘉湘方）

（4）软坚降气汤

组成：夏枯草15g，煅牡蛎30g，海带15g，海藻12g，急性子30g，蜣螂虫9g，川楝子12g，姜半夏12g，姜竹茹12g，旋覆花9g，代赭石30g，广木香9g，公丁香6g，川厚朴9g，南沙参30g，北沙参30g，当归9g，石斛15g。胃气上逆加绛香、蔻仁、炙九香虫、刀豆子、青皮、藿香，吐黏痰加生南星、山豆根、青礞石、板蓝根，胸痛加延胡索、乳香、没药、郁金、丹参、桃仁，呕血便血加白及、蒲黄、仙鹤草、藕节，体虚乏力加太子参、黄芪、白术、熟地黄，软坚消癥加石见穿、黄药子、重楼。

用法：每日1剂，水煎2次，分2次温服。

功能：化痰软坚，理气降逆。适宜于食管癌。（雷永仲方）

急性子与抗癌

为凤仙花科植物凤仙花 *Impatiens balsamina* L.的干燥成熟种子。它性温，味微苦、辛，有小毒，归肺、肝经。功能破血软坚，消积。用于癥瘕痞块，经闭，噎膈等。它含有皂苷、甾醇、脂肪油等，有一定的抗癌作用，药敏试验证实对胃淋巴肉瘤细胞敏感，对宫颈癌有一定的治疗作用。动物体内筛选，对肿瘤有抑制作用。并有抗炎及治疗噎食不下等作用。临床多以复方用于消化道肿瘤。

胃癌

调养原则

重视健脾养胃

胃癌多脾虚胃弱，而有胃中痞满、嗳气呕恶等，当重视健脾养胃，可用山药、薏苡仁等。胃纳差者，可配合选用乌梅、山楂、橘皮、生姜、鸡内金等，以开胃进食。避免进食刺激性强的食物，禁饮白酒，不食过咸、过硬、过烫食物，避免进食粗糙食物，不暴饮暴食，要定时定量进食，少食多餐，进食易消化的饮食，少吃熏烤、煎炸食物，以烧煮、清炖为好。

增加蛋白质食物

注意摄入优质蛋白质，可多吃肉类、豆类、鱼类食物，补充蛋白质。大豆除富含优质蛋白质外，还含有其他利于防止胃癌发生的有效成分，牛奶中含有利于黏膜上皮修复的有效成分，故宜食用。

菜肴药膳

（1）砂锅老姜鸡汤

原料：嫩子鸡约600g重者1只，木耳30g，老姜60g。

做法：宰鸡，去毛及内脏，剁去头和脚爪，割除尾臊，剔去粗骨，斩成约3cm长、3cm宽的块；老姜切成薄片；木耳加温水浸发，洗净。炒锅放熟猪油，烧至六成热，下老姜片炒几下，待香味出下鸡块，煸炒至水干，烹入黄酒，放盐，下木耳炒匀。然后，把鸡块等倒砂锅内，加水足量，置旺火上烧沸，再改用小火炖60分钟，挑出生姜片，调好味食用。胃口差者，喝汤即可。

功用：胃癌上腹隐痛者，宜于食用。

（2）萝卜山药煲鸡肫

原料：萝卜200g，鲜山药100g，鸡肫带鸡内金者1只。

做法：萝卜洗净，切成小块；鲜山药洗净，刨去皮，切成小块；鸡肫带鸡内金刮洗净，切成小块。将鸡肫放砂锅内，加鸡清汤，用小火炖煮40分钟，加入萝卜块、山药块，并放盐，用小火炖煮20分钟，加盐调味，佐餐食用。鸡内金也可嚼食。

功用：胃癌胃中饱胀，胃口差者，宜于食用。

（3）菱烧豆腐

原料：香茶菜30g，藤梨根30g，鲜菱肉200g，鲜蘑菇100g，嫩豆腐350g。

做法：香茶菜、藤梨根同放砂锅中，加水浸1小时，煎取汁，连煎2次，合并煎汁备用；菱肉搓去薄衣洗净，每只切作4块；蘑菇剪去菇柄，洗净，一切为四；豆腐切作小块备用。炒锅放油烧至七成热，下菱肉放油，拌炸一下，捞出沥干油；待油温回到七成热时，下蘑菇拌炸一下，捞出沥油。炒锅放油烧至七成热，放生姜丝煸出香味，下豆腐，稍炸一下，加入药汁、菱肉、蘑菇，并放盐，加盖烧10分钟，调好味，淋上芝麻油，起锅装盘。

功用：胃癌呕吐者，宜于食用。

（4）蒜炒花椰菜

原料：白花椰菜150g，绿花椰菜150g，红萝卜150g，蒜头2颗，橄榄油、盐适量。

做法：白、绿花椰菜洗净，分小支；红萝卜洗净，切片；蒜头切片。锅中加水煮沸，放入花椰菜烫熟捞起，沥干备用。锅中放油，爆香蒜片，入红萝卜片炒2分钟，入花椰菜略拌，调好味即可盛盘。

花椰菜与抗癌保健

花椰菜中含有"索弗拉芬"，能刺激细胞制造对机体有益的保护酶——Ⅱ型酶。这种具有非常强的抗癌活性酶，可使细胞形成对抗外来致癌物侵蚀的膜，对防止多种癌症起到积极的作用。花椰菜富含胡萝卜素及维生素C，长期食用花椰菜可以减少罹患乳癌、直肠癌及胃癌的概率，最佳的食用方法是，简易烹调后使劲地咀嚼。白菜、豆芽也有同样作用。

防治小知识

医方举例

（1）治胃癌方

组成：木香7g，砂仁7g，白人参（先煎）10g，茯苓10g，白术10g，檀香7g，急性子10g，鸡内金10g，清半夏10g，广陈皮7g，龙葵15g，蛇莓15g，白英15g。胃纳差加焦槟榔、神曲、焦山楂，气虚乏力，加生黄芪、枸杞子、桂枝。

用法：每日1剂，加水煎2次，分2次温服。

功能：益气健脾，理气化痰，解毒抗癌。适宜于胃癌，胸腔可触及硬块，饮食减少，咽下困难或呕吐不适者。（段风舞方）

（2）胃癌饮

组成：生黄芪25g，人参25g，生白术15g，生薏苡仁30g，半枝莲30g，山慈菇30g，白花蛇舌草30g，重楼20g。阴虚加石斛、沙参、麦冬，血虚加当归、熟地黄、阿胶，血瘀加丹参、红花、桃仁，恶心呕吐加半夏、姜竹茹，疼痛甚加延胡索、川楝子。

用法：每日1剂，加水煎2次，分2次服用。

功能：益胃健脾，清热解毒。适宜于胃癌，脾虚邪结，少气乏力，体倦懒动，面色萎黄，脘腹胀闷或疼痛，或见上腹饱满、肿块，舌苔黄厚而腻。（《中医药防治肿瘤特技集成》）

（3）张氏胃癌方

组成：代赭石15g，海藻15g，昆布15g，制鳖甲15g，旋覆花10g，山棱10g，莪术10g，夏枯草60g，白茅根30g，白花蛇舌草120g。热毒壅盛口干口苦加玄参、芦根、龙胆草，痰湿蕴久化热加全瓜蒌、贝母、海蛤壳。

用法：上药加水2700mL，煮至900mL，滤去渣，再加蜂蜜60g，入药汁内，调匀，分3天服用。

功能：降逆活血，散结解毒。适宜于晚期胃癌，痰凝气逆，瘀血结聚，胃脘结块、饱满、刺痛阵作，或有颈部淋巴结转移、质硬、不活动或活动度差，或有肝转移，恶心呕吐，不欲饮食，舌质略红，舌苔薄白或微黄，脉弦数。（《临证备要药》）

（4）蟾皮莪术汤

组成：干蟾皮9g，莪术9g，生马钱子3g，八月札12g，枸橘30g，瓜蒌30g，白花蛇舌草30g，白毛藤30g，煅瓦楞30g，生薏苡仁30g，槟榔15g，白芍30g，夏枯草15g，广木香9g。

用法：每日1剂，水煎2次，分2次服用。

功能：解毒消肿，理气活血，软坚散结。用于胃癌。

注意：干蟾皮、生马钱子有毒，务必在医生指导下使用。（刘嘉湘方）

干蟾皮的抗癌作用

干蟾皮即癞蟆皮，性凉味辛，有小毒，入心、肺、脾、大肠经。功能清热解毒，利水消肿。主治痈疽，肿毒，瘰疬，肿瘤，疳积腹胀，慢性气管炎。在肿瘤治疗上，广泛地用于肝癌、肺癌、乳腺癌、食管癌、胃癌、肠癌、子宫内膜癌、宫颈癌、骨癌、甲状腺癌、皮肤癌等多种恶性肿瘤，也用于癌性疼痛的治疗。内服：煎汤或研末，用量1~2钱。外用：敷贴或研末调敷。

肝癌

调养原则

注意健脾养肝

肝癌病变过程中，多肝气郁滞，脾胃伤损，出现胁下胀痛、纳差乏力、面色不佳、恶心呕吐等症状，宜注意健脾养肝，选用西洋参、枸杞子、薏苡仁、山药、山楂等。

注意清利湿热

肝癌患者会出现腹胀、腹水、黄疸等症状，多属于湿热内盛，宜选用冬瓜、赤小豆、山药、薏苡仁等，清利湿热，健脾清补。

注意饮食卫生

少吃或不吃腌制的食物，不吃高脂肪饮食及辣椒、大蒜、韭菜等辛辣刺激性食物，煎炸烤熏、坚硬焦脆食物，应避免食用。戒酒。

菜肴药膳

（1）枸杞麦冬蛋丁

原料：枸杞子15g，麦冬15g，瘦猪肉50g，鸡蛋2个。

做法：瘦猪肉洗净，切成颗粒；鸡蛋打入碗中，加盐少许，搅匀，隔水蒸熟，冷却后切成颗粒；枸杞子、麦冬入沸水锅中氽一下，捞起备用。锅内放油，入猪肉丁炒片刻，再依次入蛋粒、枸杞子、麦冬炒匀，加盐，用湿淀粉勾芡即成。

功用：适宜肝癌食欲不佳者食用。

（2）莼菜鸡丝汤

原料：莼菜100g，鸡脯肉50g，香菇30g。

做法：鸡脯肉用温水洗净，香菇用温水浸发，切成细丝。炒锅加清水约500g，旺火烧沸，放入莼菜烫一下，即可漏勺捞起，装入汤碗内。原锅内放足量鸡汤，入鸡肉丝、香菇丝，放盐，待烧沸2分钟后，倒入装莼菜的汤碗里即成。

功用：适宜于肝癌精神疲软者食用。

（3）洋参鲜铁皮饮

原料：西洋参5g，鲜铁皮30g。

做法：鲜铁皮洗净后切成段，用刀背拍松，连同西洋参薄片，一并放炖器中，加水炖煮30分钟，取汁饮服。

功用：肝癌低热不退者，宜于食用。也可用作肝癌患者的保健饮品。

（4）枸杞银耳石斛花饮

原料：枸杞子15g，大枣6个，银耳15g，石斛花3g。

做法：银耳放大碗中，加沸水，盖好，闷浸2小时；大枣洗净，加水浸半日；枸杞子洗净，放砂锅中，加大枣，将银耳连同所浸之水一并倒入，用小火煮60分钟，取后放入石斛花，加适量冰糖调味，作点心吃下。

功用：本膳的润养作用显著，癌症病变过程中，多有阴津的损伤，故宜食用。

银耳与抗癌保健

银耳，性平，味甘、淡，功能益气清肠，滋阴润肺。有抗疲劳、抗氧化、提高机体免疫力、防癌抗癌作用。它含有银耳多糖、蛋白质、多种维生素、矿物质，可以增强机体的免疫力，起到防癌，抗癌的作用；又可增强肿瘤患者对放、化疗的耐受力。银耳中的膳食纤维可以促进胃肠蠕动，减少便秘的发生，减少脂肪堆积。

医方举例

（1）理气消癥汤

组成：八月札15g，川楝子9g，丹参12g，漏芦15g，白花蛇舌草30g，大血藤15g，生牡蛎30g，半枝莲30g。肝气郁滞，肝区胀或隐痛，胸闷腹胀，纳差口苦，舌苔薄黄，脉弦细者，加柴胡、当归、白芍、制香附、郁金、枳实、山楂、鸡内金。气血瘀滞，右胁胀痛较甚，纳少乏力，形体消瘦，面色黧黑，舌质暗红或有瘀斑，脉弦细者，加柴胡、当归、赤芍、莪术、三棱、桃仁、土鳖虫、延胡索、干蟾皮、郁金、石见穿、鳖甲、大黄。脾虚湿阻，胸闷腹胀，肝区隐痛，纳呆便溏，尿少，倦怠乏力，脚肿腹水，舌淡胖，舌苔白腻，脉弦滑或濡滑者，加党参、白术、茯苓、生薏苡仁、陈皮、半夏、大腹皮、石见穿、龙葵、广木香、了哥王、补骨脂、车前子等。肝肾阴虚，胁下胀痛，头晕目眩，心烦不寐，口干，大便干结，小便短赤，低热，形体消瘦，舌质红，脉弦细者，加北沙参、天冬、生地黄、龟甲、生鳖甲、郁金、赤芍、牡丹皮。肝胆湿热，黄疸，发热，右胁下痛，恶心，纳差，口苦，口渴不多饮，大便秘结，小便短赤，舌质红，苔黄腻，脉弦滑数者，加茵陈、生山楂、卷柏、川郁金、赤芍、生薏苡仁、黄芩、金钱草、生大黄。

用法：每日1剂，加水煎2次，分2次服用。

功能：理气化瘀，清热解毒。用于原发性肝癌。（刘嘉湘方）

（2）益肝消癥汤

组成：西洋参9g，鳖甲24g，石斛15g，枸杞子15g，白术12g，茯苓24g，半枝莲30g，龙胆草24g，延胡索24g，川楝子15g，柴胡12g。腹胀，恶心呕吐，食欲不振者，加半夏、陈皮、厚朴；血细胞下降者，加鸡血藤、阿胶、当归；腹水腹胀，小溲不利者，加车前子、白茅根、芦根。

用法：每日1剂，加水煎2次，分2次服下。

功能：益肝消癥，化湿止痛。适宜于原发性肝癌，口苦口渴，胁肋胀痛，烦躁易怒，大便泄泻，小便不利，或下肢浮肿，或黄疸，舌苔白腻，脉滑者。（《肿瘤科中西药物手册》）

（3）加减参赭培气汤

组成：生赭石15g（先煎），太子参10g，怀山药15g，天花粉10g，天冬10g，鳖甲15g，赤芍10g，桃仁10g，红花10g，夏枯草15g，生黄芪30g，枸杞子30g，焦山楂30g，泽泻15g，猪苓15g，龙葵15g，白英15g，白芍10g，焦神曲30g，三七粉3g（分冲）。黄疸加茵陈，腹水加商陆、牛膝、大腹皮，局部疼痛剧烈加郁金、延胡索、凌霄花、八月札，腹胀甚加大腹皮、川厚朴、木香，呕逆加旋覆花、柿蒂，口干渴加沙参、麦冬，大便干燥加瓜蒌、郁李仁。

用法：每日1剂，加水煎2次，分2次温服。

功能：调气化瘀，利水解毒。用于肝癌。（段风舞方）

（4）健脾活血汤

组成：黄芪15g，党参15g，白术9g，茯苓9g，柴胡9g，桃仁9g，丹参9g，苏木9g，重楼30g，牡蛎30g，鼠妇12g。气滞血瘀加土鳖虫、莪术、三七、香附，肝郁脾虚加郁金、怀山药、陈皮、麦芽，肝胆湿热加茵陈、败酱草、蒲公英、黄芩、木通，阴虚内热加牡丹皮、地骨皮、麦冬、鳖甲。

用法：每日1剂，加水煎2次，分2次服下。

功能：健脾理气，破血抗癌。用于原发性肝癌。（潘敏求方）

鼠妇的抗癌作用

鼠妇为鼠妇科动物平甲虫的干燥全体。它性凉，味酸、咸，归肝、肾经。功能破血逐瘀，攻坚化积，通经利水，解毒止痛，主治久疟、疟母，经闭癥瘕，小便不通，惊风撮口，口齿疼痛，鹅口诸疮。鳖甲煎丸中用了鼠妇，对肝硬化和肝癌等有一定的疗效。鼠妇有镇痛作用，能显著地缓解中重度的癌痛。鼠妇治疗癌痛，最好是内外用结合，内服：取干品60g，加水适量，水煎2次，得药汁240mL左右，每日分4次服用。外用：将干燥鼠妇120g，用500mL白酒浸泡3日，以毛刷蘸适量，在疼痛部位连擦3~5遍，每日4~6次。鼠妇还可以治疗食管癌和贲门癌引起的梗阻。鼠妇有一定的利尿作用，可用于治疗腹水，尤其对肝硬化和肝癌引起的腹水的效果更为显著，且兼能止痛。

大肠癌

调养原则

根据大便情况选用菜肴

大便偏稀时，多选用有健脾渗湿作用的食物，如薏苡仁、山药、陈皮等；大便偏干时，可选用有养血润肠作用的黑芝麻、桃仁等。

多用粗纤维食物

适量增加饮食中纤维素的摄入量，能减少有害物质在肠内滞留时间，但考虑到大肠的承受能力，过于粗糙难消化的食物应注意避免，术后饮食以营养丰富、容易消化的为好。

饮食多样化

多选用绿色蔬菜，补充维生素，降低大肠癌的发病。体质虚弱者，要增加营养素，以增强人体的抵抗力。对于超体重肥胖者，要控制热量和脂肪摄入量。

忌辛辣饮食

忌食用辣椒、胡椒、大蒜、生葱、韭菜等大辛大热之品，不吃腌制品、烟熏和油炸食品。

菜肴药膳

（1）九制何首乌煲肉

原料：瘦猪肉250g，九制何首乌30g，鲜无花果200g。

做法：猪肉用温水洗过后，切成3cm见方的块，无花果切成小块。将猪肉放炖盅内，加无花果、何首乌，并放沸水，文火上炖至猪肉熟烂，再加精盐调味。

（2）肉丝炒马兰头

原料：嫩鸡脯肉50g，火腿肉30g，马兰头150g。

做法：鸡肉用温水洗过，切成细丝，腌渍5分钟，加湿淀粉拌和；马兰头洗净，放沸水中焯3分钟；火腿肉用温水洗过，切作细丝，放沸水中煮至水沸捞起。炒锅放油烧至六成热，下鸡丝，用推勺划散，待鸡丝色变白，倒入漏勺，沥去油。原锅内放油烧热，放生姜丝略煸炒，下马齿苋，烹入黄酒，加精盐、高汤，倒入鸡丝，用湿淀粉勾芡，淋上鸡油，出锅装盘，撒上火腿丝即成。

（3）鲜藕冬瓜瘦肉汤

原料：瘦猪肉250g，鲜藕250g，冬瓜250g。

做法：猪肉洗净，切成3cm见方的块；鲜藕洗净，切成小块；冬瓜去皮瓤，洗净，切成小块。三物同放汤罐中，用武火煮沸后，改用文火煮1小时，加精盐调味食用。

（4）苋菜蛋花汤

原料：苋菜200g，鸡蛋2个。

做法：苋菜摘去根，洗净，放沸水中烧开片刻，将鸡蛋磕破打散后倒入汤中，加入精盐，烧熟即可起锅食用。

马兰头与抗癌保健

马兰是一种草本植物，春夏两季，采摘取嫩茎，即马兰头。幼嫩的茎叶，可油炸，可冷拌，可作汤，风味独特，营养丰富。全草或根入药。它性凉味辛，功能清热解毒，凉血止血，利尿消肿，用于治疗咽喉肿痛、痈肿疮疖、淋浊等。可用作癌症的防治。

医方举例

（1）野藤凤莲汤

组成：藤梨根60g，野葡萄根15g，水杨梅根15g，凤尾草15g，重楼15g，半枝莲15g，土贝母15g，黄药子30g，白茅根30g。大便干结者加麻子仁丸，便血多加槐花、槐角、白头翁，里急后重加赤芍、黄连。

用法：每日1剂，加水煎2次，分2次温服。

功能：清热解毒，利湿消肿。适宜于直肠癌，热毒蕴结，里急后重，便下脓血，口干口苦。舌红，苔黄，脉数者。（《肿瘤良方大全》）

（2）八角山蛇汤

组成：八角金盘12g，山慈菇20g，蛇莓30g，八月札30g，石见穿30g，败酱草30g，薏苡仁30g，黄芪15g，鸡血藤15g，丹参15g，大黄6g，枳壳10g。便血加槐花炭、侧柏炭，里急后重加川黄连、木香、赤芍，腹痛腹胀加白芍、乌药、炒莱菔子、川厚朴，大便不通加瓜蒌仁、皂角刺。

用法：每日1剂，加水煎2次，分2次服下。3个月为1疗程。

功能：清热解毒，活血化瘀，消肿排脓。用于直肠癌。（马吉福方）

（3）清肠解毒方

组成：白头翁9g，秦皮12g，炒黄柏9g，炒黄连5g，炒金银花15g，干姜9g，红曲6g，炒防风9g，炒黄芪15g，炒当归9g，炒白芍15g，炒枳壳12g，炒陈皮9g，煨木香9g，乳香9g，制大黄9g，炙甘草9g。热毒壅滞选加败酱草、白花蛇舌草、藤梨根、半枝莲、槐花、地榆，脾虚湿聚选加党参、茯苓、薏苡仁、猪苓，肾虚失于固摄加补骨脂、肉豆蔻、诃子肉、赤石脂。

用法：每日1剂，加水煎2次，合并煎汁，分2次温服。用于结、直肠癌。（施仁潮方）

（4）化瘀复元汤

组成：丹参30g，红花10g，桃仁10g，赤芍20g，漏芦20g，王不留行20g，夏枯草20g，兰香草25g，柴胡15g，天花粉15g，人参15g，三七10g，大黄5g。疼痛甚加延胡索、乳香、没药，便血加仙鹤草，槐角、槐花，胸闷心烦加郁金、香附、栀子。用法：每日1剂，加水煎2次，分2次服下。功能：活血化瘀，疏肝通络。适宜于中期大肠癌，腹部刺痛，痛处不移，胸闷不舒，神疲乏力，大便带血或大便秘结，舌紫暗有瘀斑，脉弦涩者。（《肿瘤科中西药物手册》）

> **防治小知识**
>
> **兰香草的功用**
>
> 　　兰香草，性温味辛，功能疏风解表，祛痰止咳，散瘀止痛。它味辛能散能行，可以发散，行气行血，所以可以治疗风寒感冒，并且还能治疗血瘀证。现代药理研究表明，它具有抗菌和止咳的作用。适宜人群是百日咳、支气管炎等有上呼吸道感染的患者；风湿关节痛、胃肠炎、跌打肿痛、产后瘀血腹痛的患者；毒蛇咬伤、湿疹的患者。

 ## 肾癌

调养原则

营养膳食

可采用高蛋白质、高热量和高维生素的营养膳食，瘦猪肉、鸡肉、鱼、虾、鸡蛋、排骨及豆制品都宜食用，可多喝牛奶、藕粉和鲜果汁，多吃新鲜的蔬菜水果。

忌腥辣大热

狗肉、羊肉、生姜、葱、蒜等性热，不宜食用；酒、咖啡也非所宜；烹饪方法多用清蒸，少用煎炸。

重视养阴

术后多气阴大伤，饮食既要富含营养，又要注意凉润。牛奶、豆浆、鱼羹，以及鲜水果、鲜蔬菜，都宜食用。化疗时更要注意药物不良反应，可食用龟肉汤、甲鱼汤、香菇汤、银耳汤、燕窝、苹果汁、梨汁等养阴补益。

菜肴药膳

（1）肉末炒茄子

原料：嫩茄子500g，瘦猪肉50g。

做法：嫩茄子洗净，切成片，浸清淡盐水中片刻，泡去涩味，捞出控干。瘦猪肉洗净，剁成肉末。锅内加油烧热，放茄子煸炒，再加入肉末、甜酱及清水，同烧至茄子烂熟，调好味，起锅食用。

（2）蘑菇银耳豆腐

原料：鲜蘑菇250g，银耳20g，豆腐500g。

做法：鲜蘑菇用清水漂洗净，去蒂，切成片；银耳用清水浸开后洗净，去根蒂；豆腐切成小块。锅放油烧热，放豆腐块煎至微黄。锅中加清水少许，再下蘑菇片、银耳，用文火慢炖至熟，加精盐调味即成。

（3）山药羹

原料：山药200g，嫩玉米100g，香菇50g，茭白肉150g，松子肉50g。

做法：香菇加水浸发，切成丁；山药、茭白、胡萝卜洗净，切成细丁；嫩玉米洗净。炒锅放油烧至七成热，下山药丁、胡萝卜丁翻炒几下，下香菇丁、嫩玉米、松子肉，再炒几下后加水，盖好煮5分钟，加精盐、糖、鲜汤烧开，用湿淀粉调芡，即可食用。

（4）参芪炖龟肉

原料：乌龟约200g，母鸡约500g重者1只，党参15g，黄芪15g，口蘑50g。

做法：宰龟，治净，沥干；宰鸡，治净，放沸水中氽一下。党参、黄芪加水浸1小时，口蘑洗净，切作片。炒锅放猪油烧至七成热，下葱、生姜煸炒，再下龟肉略炒，烹入黄酒。将鸡、龟肉、黄芪、党参同放钵内，加入浸药的水，放盐，盖好，用文火炖至1~2小时，调好味，佐餐食用。

防治小知识

口蘑和蘑菇的区别

蘑菇是一个种类，包括了口蘑。口蘑又称白蘑，是生长在我国北方草原上的一种白色的野生蘑菇，一般生长在有羊骨或羊粪的地方。由于口蘑以前都通过河北省张家口市输往内地，张家口成为了其集散地，所以被称为"口蘑"。口蘑色白，菌杆比较粗壮，味道非常鲜美；由于产量不大，所以价值昂贵。

医方举例

（1）解毒散结方

组成：白英30g，龙葵30g，蛇莓30g，半枝莲30g，土茯苓30g，大蓟30g，小蓟30g，仙鹤草30g，瞿麦20g，黄柏15g，延胡索10g，竹茹10g，淡竹叶10g。小便赤色疼痛，尿有血块者，加车前子、猪苓、茯苓、金银花；热盛伤阴，口干渴者，加白茅根、芦根、玄参、天花粉。

用法：每日1剂，水煎2次，分2次于空腹时服用。

功能：解毒消肿，清热止血。适宜于热蕴下焦，酿毒成积，聚结于肾，尿中带血，或挟有血块，淋漓涩痛，身热不退，腰痛如折，口干口苦，口渴欲饮，或恶心欲吐，舌红苔黄，脉数者。（《中医肿瘤学》）

（2）大黄䗪虫丸加减方

组成：大黄120g，水蛭30g，䗪虫60g，莪术150g，生地黄300g，红参100g，黄芪300g，赤芍120g。疼痛剧烈加延胡索、郁金、乳香、没药，出血多加炒蒲黄、阿胶、三七粉。

用法：上药加工成粉末，制丸，每日3次，每次5g。

功能：活血消结，祛瘀止痛。适宜于肾癌，气血瘀结，腰部或腹部包块日渐增大，腰痛较剧，血尿加重，食欲不振，面色苍白无华，溲赤便坚，舌边舌尖有瘀点，苔薄，脉细涩者。（大黄䗪虫丸出自《金匮要略》）

（3）蝎鳖蛎甲汤

组成：牡蛎15g，全蝎6g，青皮6g，木香4.5g，五灵脂9g，桃仁9g，杏仁9g，鳖甲煎丸12g（吞服）。头晕耳鸣加首乌、潼蒺藜、白蒺藜、菊花，腹部肿块胀痛加丹参、红花、川楝子、大腹皮。

用法：每日1剂，加水煎2次，分2次服用。

功能：攻坚破积，理气化痰，滋阴潜阳。用于肾透明细胞癌。（胡安邦方）

（4）八珍汤加减方

组成：黄芪30g，太子参30g，茯苓10g，猪苓20g，干地黄20g，当归10g，赤芍10g，白芍10g，女贞子20g，地骨皮15g，干蟾皮10g，僵蚕10g，半枝莲60g。

用法：每日1剂，加水煎2次，分2次温服。

功能：补气养血，化瘀解毒。适宜于肾癌，气血双亏，腰部或腹部包块日见增大，腰痛加剧，伴有乏力气短，心悸心烦，面色苍白，贫血消瘦，

口干，低热，脉沉细数，舌淡有瘀点，苔白或黄者。（八珍汤出自《正体类要》）

半枝莲的抗癌作用

半枝莲是唇形科黄芩属多年生草本植物，全草入药。它味辛，性平。功能：清热解毒，活血祛瘀，消肿止痛，抗癌。抗癌应用：用于早期肝癌、肺癌、子宫颈癌等。广州部队《常用中草药手册》：清热解毒，治癌改善症状。成都《常用草药治疗手册》：治食管癌、胃癌、子宫癌。

膀胱癌

调养原则

高蛋白、高热量、高维生素饮食

膀胱癌者需要高蛋白、高热量以及高维生素的饮食调理。由于治疗中胃口会变差，需要多吃新鲜蔬菜、水果、奶类、蛋类、瘦肉类食物，用于补充所需要的维生素、微量元素等成分。

忌烟酒辛辣

要改正不良的生活习惯，要戒掉烟酒，养成良好和健康的习惯。不要吃辛辣刺激的食物，少用煎、炸的烹饪方法。

菜肴药膳

（1）鲫鱼黄芪汤

原料：鲫鱼约400g重者1条，黄芪30g。

做法：鲫鱼去鳞及内脏，去腮，洗净；黄芪用纱布袋装好，扎紧口。盛黄芪的药袋入锅，加水煮30分钟，再下鲫鱼同煮，待鱼熟后，捞去药袋，加入姜、葱、精盐，调好味食用。

（2）山药蒸野鸭

原料：野鸭1只，党参25g，怀山药25g，鸡内金15g，薏苡仁100g，炙甘草6g。

做法：宰野鸭，烫去毛，剖腹去内脏、洗净，入沸水中余一下；党参、怀山药、鸡内金、薏苡仁、炙甘草一并烘干后加工成粉末。将中药粉末放碗内，加黄酒、精盐、胡椒粉调好，抹在鸭身内外。鸭放盆中，加生姜片、葱段，腌渍15分钟。将盛鸭的盆子，用湿棉纸封口后放笼内，盖好，用旺火烧开，改用中火蒸2小时，揭去湿棉纸，拣去姜、葱即成。

（3）鸡肉炒荠菜

原料：荠菜150g，鸡肉50g，冬笋200g。

做法：荠菜剪去根，洗净，放沸水中焯过，剁作细末；鸡肉洗净，切成薄片，上浆后备用；冬笋剥去衣，切去根头，先对剖开，再切成薄片。炒锅放油烧至七成热，下浆好的鸡片，用筷子划散至熟，出锅，沥干油。炒锅中留少许底油，放入葱段、笋片略煸炒一下，再放入荠菜稍煸，加黄酒、精盐，放清汤烧开，投入鸡片，炒匀稍煮，再用湿淀粉勾芡，淋上芝麻油即成。

（4）黄花菜木耳汤

原料：黄花菜50g，木耳30g，猪瘦肉50g。

做法：黄花菜去蒂，用水浸透，对半切断；木耳加水浸半天，洗净，切作丝；猪瘦肉用温水洗净。炒锅放油烧至七成热，下生姜末煸炒至香味大出，下猪瘦肉、黄花菜、木耳，略炒几下，加鸡汤，煮10分钟，加精盐调好味食用。

荠菜的保健作用

荠菜为十字花科植物，带根全草入药。它味甘，性平。功能：益脾，利水，止血，明目。用于治疗痢疾，水肿，淋病，乳糜尿，吐血，便血，血崩，月经过多，目赤疼痛等。它含有丰富的维生素C，可防止硝酸盐和亚硝酸盐在消化道中转变成致癌物质亚硝胺，对预防胃癌和食管癌有帮助。它含有大量的粗纤维，可增强大肠蠕动，促进排泄，从而增进新陈代谢，有助于胃肠道肿瘤的防治。它含有的荠菜酸，是有效的止血成分，能缩短出血及凝血时间。

医方举例

（1）知柏银蓟汤

组成：知母9g，黄柏6g，大蓟9g，小蓟9g，生地12g，蒲黄炭9g，泽泻9g，金银花9g，山茱萸3g，琥珀末1.5g（吞服）。

用法：每日1剂，加水煎2次，分2次温服。

功能：滋阴解毒，清热利湿。用于膀胱癌。（庞泮池方）

（2）解毒利湿汤

组成：瞿麦15g，萹蓄15g，石韦30g，车前子30g，滑石30g，金钱草30g，赤小豆30g，白茅根30g，黄柏9g，苦参9g，木通9g，竹叶9g，山豆根12g。尿血不止加白及、小蓟、仙鹤草，热邪盛加蒲公英、半枝莲、白花蛇舌草，腰膝酸软加熟地黄、枸杞子、菟丝子，神疲乏力加白术、党参、茯苓、陈皮。

用法：每日1剂，加水煎2次，分2次温服。

功能：清热解毒，利湿攻癌。适宜于膀胱癌初中期，尿色深红，小便短数，口干咽燥，舌质红，苔薄黄，脉滑数者。（《肿瘤良方大全》）

（3）化瘀通淋汤

组成：丹参30g，龙葵30g，金钱草30g，赤芍10g，桃仁10g，红花10g，土鳖虫10g，刺猬皮10g，泽兰15g，女贞子15g，桑寄生15g。癌肿难消加干蟾皮、生牡蛎、白英，血尿不止加白茅根、仙鹤草、大蓟、小蓟。

用法：每日1剂，加水煎2次，分2次温服。

功能：清热利湿，活血化瘀，滋阴养血。适宜于膀胱癌中晚期，下焦瘀热，阴虚火旺，症见小便涩滞不畅，尿血，腹痛，口干舌燥，舌红，脉弦者。（《中医成功治疗肿瘤100例》）

（4）僵蚕软坚汤

组成：生牡蛎60g，昆布15g，海藻15g，土木鳖5g，僵蚕15g，炮甲片10g，山慈菇12g，半枝莲30g。发热加鳖血炒柴胡、青蒿梗，胸部痞闷加佛手片、绿萼梅、玳玳花、玫瑰花，脾虚腹胀加砂仁、蔻仁、茯苓、白术、陈皮，尿血加炒槐花、地榆炭、十灰丸，纳谷不香加谷芽，大便秘结加大黄、番泻叶、麻仁丸，体弱虚羸加人参、黄芪。

用法：每日1剂，加水煎2次，分2次温服。

功能：化痰软坚，散瘀消积，清热解毒。用于膀胱癌。（倪毓生方）

防治小知识

木鳖子的功用

又叫土木鳖，为葫芦科植物木鳖子的成熟种子。它性温，味苦、微甘，功能：消肿散结，祛毒。主治痈肿、疔疮、瘰疬、痔疮、无名肿毒、癣疮，风湿痹痛，筋脉拘挛。近人用于胃癌、食管癌、膀胱癌的治疗。木鳖子有毒，要掌握好用量。内服：多入丸、散，煎汤，2~4分；外用：研末调敷、磨汁涂或煎水熏洗。

前列腺癌

调养原则

低脂肪饮食

低脂肪饮食，尤其来源于鱼油的 ω-3 不饱和脂肪酸，及蔬菜、水果和豆类中的多酚类、异黄酮、番茄红素、类胡萝卜素及没食子，通过调节性激素、胰岛素/胰岛素样生长因子轴及基因，可降低前列腺癌细胞生长、异种移植癌生长、细胞增殖，并增加凋亡，从而达到抑制前列腺癌生长和发展的作用。

多喝茶

绿茶内含有多种抗氧化剂，起作用的主要成分是茶多酚和儿茶素化合物。抗氧化成分对多种致癌物，包括黄曲霉毒素、苯并芘、香烟致癌物、氨基酸裂解产物等诱导的细胞恶性转化均有明显的抑制作用，有助于稳定细胞结构和减少细胞损伤，而细胞结构改变和细胞损伤可引起细胞的癌变。

多吃富硒食物

硒元素是一种重要的抗氧化剂，可降低前列腺癌的发病率达70%，所以可以适当摄入。膳食中硒元素主要存在于动物肝脏、海产品、牛奶和奶制品、蘑菇、大蒜和芦笋中。

多吃豆类、番茄、石榴汁

豆类中含有植物雌激素，类似女性的雌激素。其中大豆中含有的异黄酮能降低雄性激素的破坏作用，并抑制和杀死癌细胞。石榴汁中含有丰富的抗氧化剂，这种化学物质让水果和蔬菜拥有较深的颜色，它能抑制损害细胞发展成前列腺癌。每天饮用1杯石榴汁可显著延缓前列腺癌患者体内恶性肿瘤的生长速度。食用石榴汁进行辅助治疗，不但疗效显著，而且不会产生不良反应。

少吃高脂肪食物

前列腺疾病的发病率与男性的雄性激素、脂肪和胆固醇的摄入量以及生活方式有关，其中最关键的因素是饮食习惯。要尽量减少脂肪和饱和脂肪的吸入，因为脂肪不利于前列腺炎患者康复。

忌辛辣刺激物

忌烟、酒、咖啡等。忌辛辣刺激性食物，如葱、蒜、姜、桂皮、花椒、辣椒等。忌霉变、油煎、肥腻食物。慎用热性食物，如羊肉、狗肉、动物肾鞭等。

菜肴药膳

（1）鸡肉萝卜番茄砂锅

原料：嫩鸡肉150g，番茄1只，胡萝卜100g，粉丝50g。

做法：嫩鸡肉用温水洗净，切成小块，放盘内；番茄用沸水浸泡一下，切去蒂头，剥去皮，切成三角形的块；胡萝卜洗净，切成滚刀块；粉丝加温水浸软。炒锅放油烧至七成热，放入葱段、生姜片，煸炒出香味，下鸡块，烹入黄酒，随即加盐，放清水没过肉。烧沸后，撇去浮沫，拣去葱结、生姜块，倒砂锅中。将盛有鸡肉的砂锅放火上，放入胡萝卜块，用中火烧至胡萝卜酥，放入粉丝，加盐，盖好，烧煮3分钟，上桌食用。

（2）清炖木耳香菇

原料：香菇50g，木耳25g。

做法：香菇、木耳分别加水泡发，去蒂，泡发的水澄清留用。将香菇、木耳放砂锅中，加入浸泡的水，并放鸡汤适量，加黄酒、精盐、生姜片、葱段、猪油，用大火炖沸，撇去浮沫，改为文火炖20分钟，拣去生姜片、葱段，调好味食用。

（3）石榴汁

原料：石榴1个，凉开水1杯，蜂蜜1匙。

做法：用水果刀切掉石榴顶部，水果刀沿石榴内部区域将石榴划开，按区域轻轻将石榴掰开，取出石榴。将石榴籽倒入破壁机中，加入凉开水，加蜂蜜，按下真空果汁按钮，榨汁取饮。

（4）番茄鱼片

原料：鲜鱼500g，胡萝卜100g，葱头50g，芹菜50g。另香菜、白胡椒、白糖、番茄酱、食油、干辣椒、白醋备用。

做法：鱼去鳞，去内脏，洗净后片下肉，切成扁块；葱头切细丝，胡萝卜切成花刀片，芹菜切细丝。将鱼片加盐、胡椒粉拌腌一下，再沾面粉，入热油锅内炸至金黄色捞出。炒锅放油烧热，放葱头丝、胡萝卜片、芹菜丝、干辣椒段、香菜、胡椒料，煸炒至半熟，加番茄酱，煸炒片刻，再加适量清水，放入鱼片，烧5分钟食用。

石榴汁与石榴皮

石榴属于营养丰富的水果，石榴中维生素C含量比苹果、梨高出1~2倍。癌症患者常吃多吃，能有效补充维生素C，帮助康复，减轻放、化疗不良反应。石榴汁富含花青苷、黄酮等100多种类黄酮化合物，还含有氨基酸、维生素C、脂肪酸、B族维生素等多种营养物质，被认为能够发挥帮助软化血管、促进消化、改善视力、降低血糖等作用。石榴皮含有黄酮类、鞣质类、生物碱等多种生物活性化合物，还含有丰富的氨基酸和矿物质等。《中华人民共和国药典》（2020年版）介绍，有止血、止泻、驱虫等功效，用于治疗腹泻、出血、寄生虫感染等，现代证实有降糖、降脂、抗菌抗炎等药理学活性。

医方举例

（1）八正散变通方

组成：萹蓄30g，瞿麦30g，木通10g，赤芍15g，金钱草30g，败酱草30g，白花蛇舌草30g，忍冬藤30g，白茅根30g，丹参30g，泽兰15g，土茯苓30g，薏苡仁30g，土鳖虫30g。

用法：每日1剂，加水煎2次，分2次温服。

功能：利湿清热，散结通水。适宜于前列腺癌，湿热蕴积，小便不畅，尿线变细，排尿无力，滴沥不通或成癃闭，小腹胀满，大便干燥或秘结，腰酸肢痛，口干口苦，舌质红或紫暗，苔黄腻，脉滑数或细弦者。（八正散，《太平惠民和剂局方》方）

（2）萆薢分清饮加减方

组成：萆薢15g，茯苓15g，车前子15g，生薏苡仁12g，白术10g，龙葵30g，半枝莲20g，白英20g，土茯苓30g，山豆根10g，赤小豆10g。

用法：每日1剂，加水煎2次，分2次温服。

功能：清热利湿解毒。适宜于前列腺癌初期，轻度尿频，排尿不畅，小便赤涩，阴囊潮湿，大便干结，舌质暗红，苔黄腻，脉滑数者。（萆薢分清饮，《杨氏家藏方》方）

（3）参芪蓉仙汤

组成：生黄芪15g，潞党参12g，淫羊藿12g，肉苁蓉6g，巴戟天6g，枸杞子12g，制首乌12g，牛膝12g，制大黄6g，炒黄柏10g，知母6g，土茯苓15g，重楼12g，白花蛇舌草15g，杭白芍12g，炙甘草6g。血尿加小蓟、墨旱莲、生地、阿胶，小便不畅加沉香、郁金、台乌药，小便疼痛甚加延胡索、王不留行、三棱、莪术，小便黄浊加车前子、萹蓄、瞿麦、金钱草、滑石、草薢。

用法：每日1剂，加水煎2次，分2次温服。

功能：益气补肾，行气散结。用于前列腺癌。（方伯英方）

（4）膈下逐瘀汤

组成：当归尾10g，赤芍10g，桃仁10g，红花10g，丹参15g，败酱草30g，瞿麦30g，马鞭草30g，猪苓30g，薏苡仁30g。

用法：每日1剂，加水煎2次，分2次温服。

功能：活血化瘀，通水消结。适宜于前列腺癌，瘀血内结，小便滴沥，尿如细线，或癃闭不通，小腹作痛，时痛剧难忍，烦躁不安，舌质紫暗，脉涩或弦细者。（膈下逐瘀汤，《医林改错》方）

防治小知识

猪苓的抗癌作用

猪苓，性平，味甘、淡，归肾、膀胱经。功能：渗湿利水。主治膀胱癌、胃癌、胰腺癌、肝癌、直肠癌、前列腺癌、肾癌、卵巢癌等，对各种肿瘤伴有积液或水肿者尤为适宜。研究表明，猪苓具有细胞毒性作用、诱导肿瘤细胞凋亡、调节人体免疫功能、抑制癌基因的表达等药理作用。

乳腺癌

调养原则

平衡膳食结构

乳腺癌高发期妇女要节制脂肪和动物蛋白摄入，特别是围绝经期妇女，更当注意。可多食用蔬菜、水果，增加维生素、胡萝卜素、纤维素及微量元素硒。还可吃营养丰富的食物，如鲫鱼、蚕蛹、蛤什蟆油，及新鲜蔬菜和新鲜水果。少食肥肉、乳酪、奶油等，忌食辛辣之品，如辣椒、胡椒、大蒜、洋葱、芥末及韭菜等。

多食用化痰软坚食物

多选食具有化痰、软坚、散结功能的食物，如海带、海藻、紫菜、牡蛎、芦笋、鲜猕猴桃等，以起到辅助治疗的作用。

不同阶段的饮食要求

手术后多气血亏虚，宜多选用具有益气补血作用的食物，如山药、薏苡仁、菠菜、鲫鱼、大枣等，以增强体质，促进康复。放疗时，多阴津伤耗，饮食上宜甘凉滋润，选用莲藕、荸荠、胡萝卜、海蜇、梨、香蕉等。化疗时，易出现各种消化道不适反应，可选用生姜、甘蔗、佛手、番茄、薏苡仁、白扁豆、黑木耳、葵花子等，和胃降逆。

防治小知识

乳腺癌手术后吃膏方

某县中医院杜医生，一年前发现左侧乳腺癌，做手术治疗，并经放疗，问能否吃膏方。老中医施告诉她，乳腺癌病变的过程中会伤阴，又因手术、放疗，阴精损耗严重。阴虚生内热，会有阴虚、内热的症象。杜医生说，自己面色暗，多掉发，口干，易发口腔溃疡，舌红，脉细数，确是阴虚有火的表现。"火"是因为阴虚，治疗不在清火，而在养阴，阴分充足火便得以制约，才是治疗根本。所以，清补膏方还是适宜的。膏方中重在滋养阴津，主要药物有生地、北沙参、麦冬、鲜铁皮石斛、生白芍、枸杞子、五味子、炒黄芩、炙鳖甲、龟甲胶等。

菜肴药膳

（1）杏仁川贝炖萝卜

原料：甜杏仁10g，川贝母5g，陈皮10g，白萝卜300g。

做法：杏仁、川贝母加水浸半天，白萝卜洗净，切成丁粒。炒锅加油烧至七成热，放萝卜丁煸炒一下，下杏仁、川贝母、陈皮，加水盖好，用小火炖煮10分钟，放盐拌炒匀，即可食用。

功用：乳腺癌胃中痞塞，胸闷不适者，宜于食用。

（2）海带炖排骨

原料：海带100g，薏苡仁100g，陈皮20g，排骨250g。

做法：海带水浸半天，洗净，切成小块；薏苡仁加水浸半天，陈皮洗过；排骨用热水洗过，剁成小块。各物一并放锅中，加足量水，炖煮1小时，放盐调好味食用。

功用：乳腺癌胸乳胀痛者，宜于食用。

（3）鲫鱼黄芪汤

原料：活鲫鱼重约400g者1条，黄芪30g。

做法：鲫鱼去鳞及内脏，去鳃洗净；黄芪切片，洗净，用纱布袋装好，扎紧口。将盛黄芪的药袋放锅中，加水适量，约煮30分钟，再下鲫鱼同煮，放姜、葱，待鱼熟后，捞去药袋，去姜、葱，放精盐调味食用。

（4）双耳羹

原料：银耳25g，木耳50g。

做法：两物分别加水浸半天，洗净，一并放锅中，加水足量，炖煮2小时，加冰糖调味，作点心吃下。

功用：乳腺癌神疲有低热者，宜于食用。

木耳的功用

防治小知识

木耳性平，味甘，归肺、脾、大肠、肝经。功能：补气养血，润肺，止血，降压，抗癌。常用于气虚血亏，四肢搐搦，肺虚久咳，咯血，吐血，衄血，血痢，痔疮出血，妇女崩漏，高血压病，便秘，眼底出血，宫颈癌，阴道癌，跌打损伤。木耳含铁量特别高，每100g含量比蔬菜中含铁量最高的芹菜高20多倍，比动物食品中含铁量最高的猪肝高近7倍，为各种食物含铁之冠。它能清除血脂，预防血栓的发生，防治动脉硬化和心脑血管疾病。

医方举例

（1）扶正散结方

组成：党参15g，黄芪15g，藤梨根30g，重楼18g，蒲公英30g，青橘叶20g，王不留行12g，郁金9g，薏苡仁60g（另煮成粥状，空腹服食），延胡索12g。

用法：每日1剂，加水煎2次，分2次温服。

功能：扶正祛邪，消肿散结。用于乳腺癌，正气虚弱，邪毒内留，颈部、腋下、右乳肿块，质地硬，按之痛，寐差，疲乏，背、肩胛尖作痛，面色萎黄，舌暗，苔薄，脉细者。（何任方）

（2）连翘金贝煎

组成：金钱草30g，土贝母30g，蒲公英30g，夏枯草30g，大血藤30g，连翘15g，天花粉20g，重楼30g，野菊花30g，丹参30g，紫花地丁20g，干蟾皮15g，苦参10g，牡丹皮10g。

用法：每日1剂，加水煎2次，分2次温服。

功能：解毒消肿，清热活血。适用于乳腺癌，内蕴郁热，脉络壅滞，乳房肿块疼痛，或皮色发红，身热口渴，口气热臭，心烦口苦，大便干结，小便发黄，舌质红，苔黄，脉弦数者。（《肿瘤临证备要》）

（3）化痰活血汤

组成：夏枯草30g，海藻30g，昆布30g，橘络9g，丝瓜络9g，皂角刺30g，银柴胡9g，葛根9g，青皮9g，生牡蛎10g，鹿角10g，生鳖甲10g，土茯苓15g，菟丝子15g，蜈蚣3条，土鳖虫3g，丹参15g，当归9g，三棱9g，莪术9g。

用法：每日1剂，加水煎2次，分2次温服。

功能：化痰软坚，活血破积。主治乳腺癌，痰浊留滞，瘀血结聚，乳房肿块，推之不移，或大或小，皮色正常，疼痛时作，颈下腋下瘰疬累累，舌质暗，有瘀斑，舌苔白腻，脉弦或涩。（《新编抗肿瘤药物手册》）

（4）牛黄消肿方

组成：人工牛黄10g，制乳香15g，制没药15g，海龙15g，黄芪30g，山慈菇30g，香橼30g，炒三仙各30g，夏枯草60g，三七粉60g，何首乌60g，薏苡仁60g，紫花地丁60g，莪术60g，淫羊藿60g。肝郁气滞者加柴胡、青皮、赤芍、白芍、郁金，脾虚痰湿者加茯苓、白术、陈皮、半夏，气血两亏者加党参、当归、阿胶、鸡血藤。

用法：上药共研细末，水泛为丸。每次服3g，日服2次，温开水送服。

功能：清热解毒，化瘀散结。用于乳腺癌。（中国中医科学院广安门医院肿瘤科经验方）

川贝母、浙贝母和土贝母

川贝母是百合科多年生草本植物，因主产四川得名。浙贝母因主产浙江得名，较之川贝母，浙贝母外形更大，故又称大贝母。土贝母为葫芦科多年生攀援植物假贝母的块茎，主产于河北、陕西、山西等地。川贝母清热化痰，润肺止咳，用于肺燥或秋燥所致的咳嗽，伴有痰少难咯，或痰中带血，口鼻干燥，咽干口渴等。浙贝母清热化痰，润肺止咳，散结消肿，主治热痰咳嗽、外感咳嗽、阴虚发热咳嗽、痈疮等症。土贝母清热解毒，散结消肿，用于治疗乳腺疾患、结核、皮肤肿烂等。

宫颈癌

调养原则

重视止血止带

对于阴道出血患者，应选食有止血、抗癌作用的食物，如藕、山楂、黑木耳、乌梅等。对于白带多者，宜食用薏苡仁、冬瓜、赤小豆等以清利湿热。

注意补气养血

山药、龙眼肉、桑椹、枸杞子、猪肝、甲鱼、芝麻等，有补气血、益精髓的作用，宜多选用。放疗时以养血滋阴为主，可食用牛肉、猪肝、莲藕、木耳、菠菜、芹菜、菱角等；若因放疗而出现放射性膀胱炎和放射性直肠炎时，可选用冬瓜、薏苡仁、赤小豆、荸荠、莲藕、菠菜等，清热利湿，滋阴解毒。

注意调补脾肾

化疗时饮食调养以健脾补肾为主，可用山药、薏苡仁、动物肝脏、胎盘、甲鱼、木耳、枸杞子、莲藕等，出现恶心、呕吐、食欲不振等消化道反应时，应注意健脾和胃。

忌肥甘辛辣

避免食用肥腻、辛辣、油煎烤炸等滋生湿热痰浊的食物。白带多水样时，忌食生冷、瓜果、冷食以及坚硬难消化的食物；带下多黏稠、气味臭时，忌食滋腻厚味。

菜肴药膳

（1）菱角鸡块

原料：净鸡肉150g，香菇30g，火腿肉30g，菱肉100g，山楂30g，赤小豆100g。

做法：净鸡肉用温水洗净，剁成小块；香菇洗净，加温水浸透，切成小菱形块；菱肉切成小菱形块；火腿肉用温水洗净，切成薄片。赤小豆、山楂同放砂锅中，加水浸半天，煎取汁，连煎2次，合并煎汁备用。炒锅放油烧至七成热，下生姜末略煸炒，再下鸡块，并放入菱肉、香菇、火腿，倒入煎煮好的山楂、赤小豆药汁，用小火炖30分钟，放精盐、酱油、葱段，翻炒一下，即可起锅食用。

功用：宫颈癌调补，可以食用。

（2）茯苓赤豆炖龟

原料：乌龟约500g重者1只，赤豆50g，土茯苓50g，当归15g。

做法：宰龟，治净，将乌龟连壳斩开两边后，再斩为3cm见方的块；赤豆洗净，加水浸半天；土茯苓、当归取现成饮片。将龟块放砂锅内，加赤小豆、土茯苓、当归，并加水足量，用中火熬3小时，喝汤吃龟肉，可加盐调味。

功用：宫颈癌白带多者，宜多食用。

（3）薏苡仁桃仁汤

原料：薏苡仁150g，桃仁6个，红糖50g。

做法：桃仁用沸水浸泡2分钟后去皮；薏苡仁加水浸1天，放汽锅中煮至鸣叫，候热气消失，加入桃仁，再煮至汽锅鸣响2分钟，住火，焖至锅凉，加红糖调味食用。

功用：宫颈癌少腹痛者，宜于食用。

（4）黑木耳炖老鸭

原料：黑木耳50g，老鸭1只，炒山楂30g。

做法：宰鸭取净肉，用温水洗净，剁成小块；黑木耳加水浸半天，洗净。将鸭肉、木耳一并放煲锅中，山楂一并放入，加水足量，放盐，用小火煲2小时，调好味，佐餐食用。

功用：宫颈癌阴道出血者，宜于食用。

桃仁的药用价值

桃仁性平味苦、甘，有小毒，归心、肝、肺、大肠经。功能：破瘀行血，降气止咳。它含苦杏仁苷、挥发油、脂肪油。它能扩张血管，增加脑血管及外周血管血流量；抗凝血，抑制血栓形成。所含45%的脂肪酸，可润滑肠道，促进排便；所含苦杏仁苷，具有镇咳平喘，改善肝脏微循环，促进胆汁分泌，抗肝纤维化，保肝，抗癌作用。

医方举例

（1）宫颈抗癌汤

组成：白花蛇舌草30g，土茯苓30g，半枝莲15g，黄药子15g，蒲公英15g，丹参15g，茵陈15g，黄柏9g，赤芍9g。结块难消加生牡蛎、莪术、三棱，阴道出血加大蓟、小蓟、仙鹤草、三七，小腹胀痛加柴胡、延胡索、郁金，大便秘结加厚朴、大黄、枳实。

用法：每日1剂，加水煎2次，分2次温服。

功能：清热解毒，活血化瘀。适宜于宫颈癌初中期，热毒血瘀，带下色黄，或如米泔，气味恶臭，少腹痛，口干或苦，舌质暗，或有瘀点，脉弦数。（《实用中医妇科学》）

（2）蜈蚣软化汤

组成：蜈蚣3条，全蝎6g，昆布24g，海藻24g，当归24g，川续断24g，半枝莲24g，白花蛇舌草24g，白芍15g，香附15g，茯苓15g，柴胡9g，云南白药2g（吞服）。脾湿带下甚者加怀山药、萆薢，中气下陷加黄芪、升麻、白术，肝肾阴虚加玄参，便秘甚者加火麻仁，腹胀痛者加沉香、枳壳、延胡索。

用法：每日1剂，加水煎3次，分2次服。

功能：理气化瘀，软坚解毒。用于宫颈癌。（陈明信方）

（3）宫颈癌丸

组成：黄芪15g，焙牛角腮9g，海螵蛸9g，桑螵蛸9g，茜草炭6g，紫河车6g，黄鱼膘6g，鹿角霜3g，血余炭3g，炙龟甲12g，牡蛎12g。

用法：上药共配5000g为一料，共为细末，加猪脊髓1条（炼化为油），合炼蜜为丸。每日2次，每次9g，淡盐开水送服。

功能：补气和血，滋肾养肝。适用于宫颈癌，体虚而见血淋漓者。（《实用中医妇科学》）

（4）珠补汤

组成：生黄芪60g，猪苓60g，料姜石60g，党参20g，白术20g，女贞子30g，珍珠母30g，补骨脂30g，夜交藤30g，骨碎补15g，淫羊藿15g，蜂房10g，蜈蚣2条。

功能：健脾补肾，软坚消肿。用于宫颈癌晚期，正气大虚，邪气实，阴道流血，头晕眼花，失眠耳鸣，神疲乏力，舌淡少苔，脉沉细无力。直肠转移加生地黄、赤芍、槐花，膀胱转移加白茅根、栀子、大蓟、小蓟，肺转移加瓜蒌、贝母、苏子。(《中医癌瘤证治学》)

全蝎治疗癌症

全蝎性平，味辛，有毒，归肝经。功能：祛风止痉，通络止痛，攻毒散结，主治小儿惊风，抽搐痉挛，中风导致的口眼歪斜，半身不遂，破伤风，风湿痹痛，偏正头痛，牙痛，耳聋，痈肿疮毒，瘰疬痰核，蛇虫咬伤，烧伤，风疹，顽癣。药理研究发现，全蝎有抗惊厥、抗癫痫、镇痛等中枢系统控制作用。全蝎提取液对网状细胞肉瘤（SRS）和MA-737乳腺癌有明显的抑制作用。全蝎粗提物在10μg/mL和1μg/mL剂量下，用药48小时和72小时后，可使体外培养人体子宫颈癌细胞（HeLa）细胞全部死亡脱壁。蝎尾提取物有较强的抗肿瘤作用。

恶性淋巴瘤

调养原则

饮食宜清淡、易消化、易吸收

在化疗中和化疗后，蛋白质消耗增加，要保证有足量的蛋白质，日常饮食中，多摄取蛋、牛奶、虾、家禽、豆制品等优质蛋白质食物，增加维生素及纤维素的摄入，多吃新鲜的水果蔬菜。

多吃增强免疫功能的食物

薏苡仁、香菇、蘑菇、山药、大枣、龙眼肉、枸杞子、莲子、黑木耳、银耳等可多食用，能增强免疫功能，提高淋巴细胞的抗癌活力，起到的抗癌作用。红薯、玉米、黄花菜、甲鱼、山慈菇、猕猴桃等，含多量抗癌成分，也宜食用。

忌辛辣，戒烟酒

要养成良好的饮食习惯，避免进食辛辣刺激性食物、生冷坚硬的食物、油腻过甜过咸的食物、腌制品熏制品，不要吃不干净、霉变的食物。注意戒烟戒酒，不要喝咖啡浓茶。少食多餐，避免过饱或过饥。

菜肴药膳

（1）海带紫草牡蛎肉汤

原料：海带50g，紫菜10g，牡蛎250g。

做法：将海带用水发涨、洗净、切细丝，放锅中，加水煮至熟软，再放入紫菜、牡蛎同煮，放食盐调好味食用。

（2）山药杞子炖牡蛎肉

原料：山药30g，枸杞子20g，牡蛎100g。

做法：山药洗净，切片；枸杞子洗净，牡蛎肉洗净。三物一并放锅中，加水足量，放入生姜丝、油、食盐，煮沸后改用文火炖30分钟，即可食用。

（3）海带猴头菇汤

原料：干猴头菇30g，海带50g。

做法：将海带用清水浸泡，洗去咸味，切成条状。取猴头菇洗净，温水泡开，切成块，然后一起放砂锅中，加水煮汤，沸后加入油、上等鱼露、蒜、葱少量，再煮片刻即可。

（4）龙凤汤

原料：嫩子鸡约600g重者1只，龟1只，木耳30g。

做法：宰鸡，去毛及内脏，剁去鸡头和脚爪，割除尾臊，剔去粗骨，斩成约3cm长、3cm宽的块；龟剖开，用温水洗净；木耳加温水浸发，洗净，从中切开。将龟、鸡块、木耳同放砂锅内，加水足量，置旺火上烧沸，再改用小火炖40分钟，挑出生姜片，调好味，佐餐食用。

防治小知识

猴头菇的功用

猴头菇是食用菌菌种食物，形像猴头，味道美味可口，且有珍贵的营养成分。猴头菇的蛋白质含量高，而脂肪含量低，还含有丰富的矿物质、维生素，适宜于滋补养生，增强体质。它具有健脾开胃、促消化的功效和作用，常用于治疗慢性胃炎、胃溃疡。它能够显著降低胆固醇和甘油三酯，有效地调节血压，改善血液循环，有助于心血管疾病防治。它含有核苷酸的化合物，能够有效地抑制肿瘤细胞，而有防癌抗癌作用。

医方举例

（1）清热解毒化痰

组成：川贝母10g，炒牡丹皮10g，炒丹参10g，山慈菇10g，海藻10g，昆布10g，川郁金10g，忍冬藤10g，小蓟10g，桃仁6g，杏仁6g，牛蒡子6g，皂角刺6g，桔梗5g，酒玄参12g，夏枯草15g，三七末（冲服）3g。偏阴虚，去牛蒡子、丹参，加生地黄、沙参、麦冬；偏阳虚，去酒玄参、皂角刺，加仙茅、淫羊藿。

用法：每日1剂，加水煎2次，分2次温服。

功能：清热解毒，化痰散结。用于恶性淋巴瘤。（施今墨方）

（2）解毒消肿化瘀方

组成：板蓝根30g，马勃4.5g，薄荷10g，蒲公英30g，瓜蒌15g，玄参15g，苦桔梗10g，生地黄12g，赤芍12g，重楼12g，郁金10g，露蜂房3g。气虚者，去赤芍，加党参、白术；痰盛者，去生地黄，加猫爪草、海藻。

用法：每日1剂，加水煎2次，分2次温服。

功能：解毒消肿，化瘀散结。用于恶性淋巴瘤。（关幼波方）

（3）化瘀软坚解毒方

组成：望江南30g，白花蛇舌草30g，夏枯草30g，海藻30g，牡蛎30g，野菊花30g，白茅根30g，紫丹参30g，全瓜蒌30g，昆布15g，怀山药15g，桃仁9g，南沙参15g，王不留行12g，蜂房12g。盗汗去白茅根、紫丹参、全瓜蒌，加麻黄根、浮小麦、五倍子；低热加青蒿、银柴胡、地骨皮。

用法：每日1剂，加水煎2次，分2次温服。

功能：化瘀软坚，解毒散结。用于恶性淋巴瘤。（刘嘉湘方）

（4）扶正祛邪方

组成：党参12g，黄芪24g，当归9g，炙鳖甲24g，黄药子12g，桃仁9g，脐带1条，浙贝母12g，木馒头25g。气虚去黄药子，加白术、茯苓；纳少加山楂、神曲。

用法：每日1剂，加水煎2次，分2次温服。

功能：益气扶正，祛邪散结。用于恶性淋巴瘤。（钱伯文方）

> **望江南的功用**
> 望江南味苦，性温，功能：和胃清肝，消肿解毒，常用于治疗哮喘咳嗽、便秘头痛等。它有抗突变和抗癌作用，有报道能抑制人

防治小知识

体肺癌细胞增殖，所含成分大黄素对艾氏腹水癌细胞呼吸有明显抑制作用。临床用于多种癌症的治疗。《辨证施治》：望江南9~15g，水煎服，用于治疗胃癌、肝癌。《中医肿瘤学》：望江南10~15g，水煎服，用于治疗肺癌、鼻咽癌、喉癌。《近世妇科中药处方集》：望江南25g，白花虼牛儿苗20g，水煎服，或代茶饮，用于治疗宫颈癌。

白血病

调养原则

注意补血

发热、出血、贫血是白血病的常见重要症状之一，需多吃补血、养血、活血食物，如山药、乌龟、肉骨头、猪肝、鱼等，还可选食西洋参、龙眼肉、大枣、连皮花生等益气滋阴养血。对于血热出血者，当选凉血止血的药物和食物，如荠菜、马兰头、鲜藕、茄子、木耳等。

重视填补精髓

白血病是一种恶性程度高的血液系统肿瘤，对人体消耗极大，多属脏腑内虚，所以在补血的基础上，要重视填精补髓，选用如鹿肉、胎盘、冬虫夏草、人参、枸杞子、龟、鳖等。

重视开胃进食

癌症特别是晚期，患者多为气血大伤，阴阳俱虚，脏腑失和，胃气衰败，宜于菜肴补益，以开胃进食，益气助消化为主，可采用煲汤、烧羹等方法，使易于进食，易于吸收。

菜肴药膳

（1）参芪炖龟肉

原料：乌龟约200g重者1只，母鸡约1000g重者1只，党参15g，黄芪15g，蘑菇50g。

做法：宰龟，龟壳两侧用铁锤打破，用刀尖割下龟肉，去掉底板，弃上壳和内脏，用沸水烫一下，捞出放凉，切块；宰鸡去毛，由脊背部开膛，去内脏、鸡头及爪，放沸水中汆一下；党参、黄芪取中药饮片，加水浸1小时；蘑菇洗净，切成薄片。炒锅放油烧至七成热，下葱、生姜煸炒，再下龟肉略炒，烹入黄酒略煮。将鸡、龟肉、黄芪、党参同放钵内，加浸药的水，放盐，盖好，用文火炖至1~2小时，调好味即成。

功用：白血病调补，宜多食用。

（2）山药枸杞蒸野鸭

原料：野鸭1只，西洋参6g，山药25g，枸杞子15g，鸡内金15g，薏苡仁100g，炙甘草6g。

做法：宰野鸭，烫去毛，剖腹去内脏、洗净，入沸水中余一下；西洋参、山药、鸡内金、薏苡仁、炙甘草烘干，磨成粉末，放碗内，加黄酒、精盐、胡椒粉调和，抹在鸭身内外。将鸭放盆内，加枸杞子，并放生姜片、葱段，腌渍15分钟。将盛鸭的盆子，用湿棉纸封口后放笼内，盖好，用旺火烧开，改用中火蒸2小时，揭去湿棉纸，拣去姜、葱，鸭去骨，吃肉喝汤。

功用：白血病胃口差，宜多食用。

（3）人参铁皮炖鸽肉

原料：人参约3g重者1支，鲜铁皮石斛30g，枸杞子30g，鸽子约400g重者1只，陈皮10g。

做法：杀鸽子，去毛及内脏，洗净，放沸水中焯1分钟，取出洗净血水；人参加冷水浸软，切成小段或片，所浸的水一并同用；鲜铁皮石斛洗净，取茎切成段，用刀背轻敲一下，叶备用；陈皮、枸杞子分别洗一下，备用。将鸽子、人参、铁皮茎一并放煲锅中，加水满过鸽子（约4碗），放料酒、盐，煲3小时后，放入枸杞子、陈皮、鲜铁皮石斛叶煮5分钟，调好味食用。

功用：白血病伴有低热者，宜多食用。

（4）阿胶人参蜜

原料：阿胶30g，鲜人参30g，蜂蜜30g。

做法：阿胶放杯中，冲入沸水，再将杯放锅中，隔水炖烊；鲜人参洗净，切成小片，放锅中，加水500mL，煮沸后用文火焖30分钟，住火待凉，过滤取汁；蜂蜜倒锅中，用冷开水250mL调匀，置于火上加热，搅拌均匀后住火待凉。把人参汁、阿胶浆倒入蜂蜜中，不断搅拌至均匀，待放凉即可。每日2次，每次2匙，于空腹时用温开水化开服下。

功用：白血病精神困乏，头晕眼花，气短喘促，大便干结者，宜多食用。

防治小知识

阿胶抗肿瘤

阿胶有滋阴养血的功能，《本草汇言》说阿胶是"培养五脏阴分不足之药"。阿胶有明显的增强机体免疫功能的作用。实验研究表明，阿胶能够显著提高小鼠的耐缺氧能力，增强动物的耐寒冷能力。阿胶可减轻静脉注射油酸后造成的肺血管渗出性病变，长期服用，可提高肺功能。阿胶对细胞免疫有双向调节作用，对NK细胞的活性有较好的增强作用，而NK细胞在阻抑肿瘤的发生中起到一定的作用。阿胶有促进健康人淋巴细胞转化作用，同时也能提高肿瘤患者的淋巴细胞转化率，用以治疗肿瘤，可使肿瘤生长减慢，症状改善，寿命延长。因此，阿胶被用作防治癌症。

医方举例

（1）二甲黄芪建中汤

组成：生黄芪24g，当归尾6g，党参15g，苏木6g，生龟甲15g，生鳖甲15g，石决明15g，地骨皮9g，牡丹皮6g，干地黄12g，阿胶12g。每日1剂，水煎服，早、晚两次分服。其中生龟甲、生鳖甲、石决明三味先煎，阿胶烊化。

用法：每日1剂，加水煎2次，分2次温服。

功能：益气补血，通络消瘀。适宜于治疗慢性白血病，面色㿠白，头晕，头痛，胸部闷痛，牙龈渗血，时有低热、纳少等。（蒲辅周方）

（2）益气养阴解毒汤

组成：黄芪30g，太子参20g，黄精15g，白术12g，茯苓10g，生地黄20g，麦冬20g，天冬15g，墨旱莲18g，女贞子15g，白花蛇舌草30g，半枝莲30g，蒲公英30g，小蓟15g，甘草5g。正气虚极，外邪多乘虚而入，致热毒炽盛，壮热不已，常见各种兼症，如口舌生疮、咽喉肿痛，或咳嗽吐痰，或肛门肿痛，或有衄血发斑、尿血、便血，甚则神昏谵语，可选用金银花、连翘、板蓝根、黄芩、蒲公英、白花蛇舌草、栀子清热解毒，水牛角、生地黄、牡丹皮、玄参清热凉血，紫草、赤芍、三七、小蓟凉血止血化瘀。

用法：每日1剂，加水煎2次，分2次温服。

功能：益气养阴，清热解毒。用于治疗急性白血病。（顾振东方）

（3）双参地芍汤

组成：党参10g，生地黄30g，玄参30g，白芍15g，马勃15g，黄药子15g，牛蒡子15g，板蓝根30g，半枝莲30g，白花蛇舌草30g，姜黄9g，牡丹皮9g，阿胶6g。气血虚加黄芪、当归、丹参，出血加生地炭、槐花、煅牡蛎粉、小蓟、茅根、三七粉，发热加柴胡、黄芩、黄连、连翘、野菊花。

用法：每日1剂，加水煎2次，分2次温服。同时配合服用散剂：山慈菇、五倍子、千金子、大戟、雄黄、琥珀、麝香、牛黄，研末混匀。

功能：养阴益气，清热解毒。用于治疗白血病。（辽宁中医学院附院血液病研究组）

（4）化瘀消癥汤

组成：桃仁10g，红花10g，当归15g，赤芍10g，川芎12g，丹参20g，鸡血藤20g，三棱12g，莪术12g，青黛12g，香附12g，广郁金10g，鳖甲20g。瘀血严重、红细胞或血小板显著增多，加水蛭、土鳖虫、虻虫，加强破血散瘀作用；白细胞明显增多，青黛剂量可加大至15~20g，并加雄黄1g入煎，用以解毒消积聚，化腹中之瘀血。

用法：每日1剂，加水煎2次，分2次温服。

功能：活血化瘀，消癥散结。适宜于各种骨髓增生性疾病，如慢性粒细胞白血病、真性红细胞增多症、血小板增多症等。（周霭祥方）

马勃的功用

　　马勃是一种真菌类植物，其生长在野外，状似普通菇类植物。它性平味辛，入肺经，功能：清肺利咽，解毒止血，主治喉痹咽痛，咳嗽失音，吐血，衄血，外伤出血。经动物实验，马勃制剂有显著的抗癌活性。

癌前病变

调养原则

根据不同食物的特殊作用选用

　　如红薯，含纤维素较多，可在肠内吸收大量水分，增加粪便体积，能通便，可用作预防结肠癌。胡萝卜，含有干扰素诱生剂，能抑制癌肿，同时含维生素A，对预防肺癌大有好处。番茄中含有的番茄红素具有抗氧化作用，食用番茄能降低男性患前列腺癌风险。芹菜对于肝保健有益。芦笋对于胃肠保健有益。各种食物有特有的食疗作用，可根据不同需要来选食。

个体体质状况选用食物

按食疗理论，寒性体质的人，宜选用温性食物；热性体质的人，宜选用凉性食物。大葱、大蒜、甜椒一类性属热；黄瓜、芹菜、茄子、荠菜一类性凉，宜根据体质的不同来选用。

防治小知识

抗癌食物排座次

日本国立癌症预防研究所曾通过对26万人的饮食与癌的关系统计调查，证明蔬菜具有一定的防癌作用。科学家通过对40多种蔬菜抗癌成分的分析及实验性抑癌试验结果，从高到低排出了对肿瘤有显著抑制效应的常食蔬菜名单：红薯、芦笋、花椰菜、卷心菜、芹菜、茄子、甜椒、胡萝卜、黄花菜、荠菜、苤蓝、芥菜、雪里蕻、番茄、大葱、大蒜、黄瓜、白菜。所以要抗癌保健，这些蔬菜宜于食用。

菜肴药膳

（1）薏苡仁芦笋百合煲

原料：薏苡仁100g，芦笋50g，鲜百合100g，香菇30g，猪瘦肉150g。

做法：薏苡仁加水浸半天，放汽锅中煮至鸣叫3分钟，住火候凉；芦笋洗净，切成小段；百合洗净，逐片掰开；香菇加水浸1小时；瘦猪肉用温水洗净，切成长3cm、厚1.5cm的块；薏苡仁、百合、芦笋、香菇连同猪瘦肉一并放瓦罐中，加水足量，用文火炖1小时，佐餐进食。

功用：用于防治胃肠癌症。

（2）芹菜大枣汤

原料：鲜芹菜茎120g，大枣30g。

做法：鲜芹菜茎洗净，切作段；大枣用水浸透。将芹菜、大枣同置锅内，加水适量，煮30分钟，吃大枣，喝汤，芹菜也可一并吃下。

功用：有助于防治肝癌。

（3）番茄山楂饮

原料：番茄1只，鲜山楂100g。

做法：山楂取净肉，与番茄一并榨取汁，和匀服用。

功用：前列腺疾病者，宜多食用。

（4）大蒜乌龟煲

原料：大蒜60g，乌龟1只，大枣30个，香菇30g。

做法：大蒜去皮，洗净，压成蒜泥；大枣洗净，加水浸半天；香菇加水浸2小时；乌龟放沸水中烫死，剁头，去爪，揭甲壳，剖腹去内脏后洗净；把蒜泥、大枣放乌龟腹中，再将乌龟放煲中，放香菇，加水盖好，用文火煲1小时，至龟肉熟烂，加盐、熟猪油调味，佐餐食用。

防治小知识

吃大蒜有讲究

大蒜能降低血脂和血液的黏稠度，减少心脏病、脑血栓等疾病的发作危害。它还能阻断致癌物质——亚硝胺的合成，抑制癌细胞生长，对癌细胞具有杀伤力，被认为具有一定的抗癌作用。大蒜的抗癌作用主要是大蒜素，它能溶于油脂，将大蒜做成大蒜油，不仅能增强防癌抗癌功效，还能减少肠胃刺激，又有防治心脑血管疾病、降低消化道疾病风险、抗菌消炎的功效，防治癌症。但生大蒜可能会对口腔黏膜和胃黏膜有一定刺激性，特别是错误的烹调方式，在高温的作用下会产生致癌物——丙烯酰胺，损伤人体细胞的DNA，久而久之就会影响胃部及其他脏器，诱发癌症！

医方举例

（1）导痰汤

组成：姜半夏9g，天南星9g，化橘红9g，枳实12g，茯苓30g，炙甘草9g。

用法：每日1剂，加水煎，分2次温服。

功能：导痰化浊。可用于防治脑癌。（《济生方》）

（2）辛夷散麦冬饮合方

组成：辛夷60g，细辛60g，藁本60g，升麻60g，川芎60g，木通60g，防风60g，羌活60g，甘草60g，白芷60g，茶叶60g，麦冬12g，生地黄15g。

用法：将前11味加工成细粉，每日3次，每次6g，取麦冬、生地黄煎汁送服。

功能：宣调肺气，畅利壅滞。用于防治鼻咽癌。（辛夷散、麦冬饮，

《济生方》方）

（3）破结散合消瘰丸

组成：海藻9g，昆布9g，龙胆草9g，海蛤壳9g，牡蛎30g，浙贝母9g，玄参12g，姜半夏9g，白矾9g，云雾草15g，神曲15g。

用法：上药加工成粉末，每日3剂，每次3g，温开水送服。

功能：化痰散结，破气行滞。治石瘿、气瘿、筋瘿、血瘿、肉瘿等证，可用于防治甲状腺癌。（破结散《济生方》方；消瘰丸《医学心悟》方）

（4）泽漆双仁方

组成：泽漆15g，杏仁9g，薏苡仁30g，化橘红9g，山楂15g，瓜蒌皮12g，黄芩12g，姜半夏9g，炒黄芪30g，茯苓20g，天南星9g，浙贝母12g，肿节风25g，山海螺25g，皂角刺15g，生姜9g，炙甘草6g。

用法：每日1剂，加水煎2次，分2次温服。

功能：导痰行气，消积解郁。用于防治肺癌。（施仁潮方）

（5）通降解毒方

组成：旋覆花（包）10g，陈皮10g，瓜蒌皮10g，薤白10g，桃仁10g，红花10g，重楼10g，代赭石（包）15g，法半夏15g，茯苓15g，火麻仁15g，蜈蚣3条（研吞），守宫5条（研吞）（或用守宫、蜈蚣各20条，白酒500mL，浸泡7日，加水至2000mL，每日5mL，分3次口服），白花蛇舌草20g，半枝莲20g。呕吐噎膈进食受阻加丁香、柿蒂、刀豆子；酌加软坚散结药海藻、昆布，抗癌药八月札、蜣螂、三棱、莪术、三七、木馒头、猕猴桃根、嫩核桃枝和消导药焦三仙、鸡内金。

用法：每日1剂，加水煎2次，分2次温服。

功能：降逆上呕，开郁散结。用于防治食管癌。（陈慈煦方）

（6）启膈散

组成：沙参9g，丹参9g，茯苓3g，川贝母（去心）4.5g，郁金1.5g，砂仁壳1.2g，荷叶蒂2个，杵头糠1.5g。虚者加人参，兼虫积加胡连、芜荑，兼血积加桃仁、红花，或另以生韭汁饮之，兼痰积加化橘红，兼食积加莱菔子、麦芽、山楂。

用法：每日1剂，加水煎2次，分2次温服。

功能：润燥解郁，化痰降逆。用于胃癌，噎膈，咽下梗塞，食入即吐，或朝食暮吐，胃脘胀痛，舌绛少津，大便干结者。（《医学心悟》）

认识杵头糠

杵头糠为禾本科植物稻的成熟干燥稻谷，经加工而脱下的种皮。它性温，味辛、甘，入大肠、胃经。功能：开胃，下气，主治噎膈，反胃，脚气。《太平圣惠方》：治膈气，咽喉噎塞，饮食不下，将细糠蜜丸，含化咽下。《圣济总录》：治咽喉妨碍如有物，吞吐不下，取杵头糠、人参、炒石莲肉各一钱，水煎服。

（7）化肝煎合枳芎散

组成：青皮12g，陈皮9g，白芍15g，牡丹皮9g，栀子9g，泽泻12g，土贝母12g，炒枳实12g，川芎12g，炙甘草6g。

用法：每日1剂，加水煎2次，分2次温服。

功能：凉血清热，疏肝散结。用于防治肝癌。（化肝煎《景岳全书》方，枳芎散《济生方》方）

（8）除湿胃苓汤

组成：炒苍术12g，姜厚朴9g，炒陈皮9g，猪苓15g，茯苓20g，泽泻12g，炒白术12g，滑石10g，防风9g，栀子9g，木通6g，肉桂5g，甘草3g，灯心草2g。

用法：每日1剂，加水煎2次，分2次温服。

功能：健脾利湿，泄浊解毒。用于防治肾癌。（《医宗金鉴》）

（9）利肠抑癌汤

组成：太子参15g，生黄芪15g，紫丹参10g，嫩龙葵15g，猫爪草15g，山慈菇15g，生牡蛎15g，菝葜根15g，珍珠母15g，火麻仁10g，生薏苡仁10g，生甘草5g。腹泻不止加炒神曲、炒山楂、车前子以健脾渗湿，不思饮食加谷麦芽、鸡内金、炒扁豆以开胃消积，舌苔黄腻加佩兰叶、法半夏、广陈皮以祛湿化浊，腹痛腹胀加炒枳壳、大腹皮、延胡索以理气止痛。

用法：每日1剂，加水煎2次，分2次温服。

功能：扶正祛邪。用于防治肠癌。（孙光荣方）

利湿消肿生薏苡仁，健脾止泻炒薏苡仁

薏苡仁作为食物，是营养丰富的谷物，可充饥；作为药物，是健脾祛湿的中药材，可以祛病保健。名医缪希雍在《本草经疏》中肯定了薏苡仁的健脾祛湿作用。他说，湿邪去则脾胃安，脾胃安则中焦治，中焦治则能营乎四肢，而通利乎血脉也。薏苡仁味甘能益脾，性燥能除湿，脾实则肿消，脾强则能食。生薏苡仁长于利水祛湿，欲祛水湿，消水肿，除痹痛；薏苡仁经过炒制，燥湿健脾止泻的功能得到加强，多用于脾虚湿重，大便溏泻者。

（10）清肝止淋汤

组成：炒白芍15g，炒当归12g，生地黄15g，阿胶9g，牡丹皮9g，炒黄柏9g，牛膝9g，制香附12g，大枣12g，黑大豆30g。

用法：每日1剂，加水煎2次，分2次温服。

功能：凉血清肝。用于防治膀胱癌。（《傅青主女科》）

（11）八正散

组成：车前子15g，萹蓄15g，瞿麦15g，木通10g，赤芍15g，金钱草30g，败酱草30g，白滑石15g，柏子仁9g，炙甘草6g，木通9g，大黄9g。

用法：每日1剂，加水煎2次，分2次温服。

功能：清热泻火，利水通淋。用于防治前列腺癌。（《太平惠民和剂局方》）

（12）护乳抑癌汤

组成：生晒参12g，生黄芪12g，紫丹参10g，山慈菇12g，猫爪草12g，菝葜根12g，川郁金10g，白花蛇舌草15g，半枝莲15g，丝瓜络6g，路路通10g，生甘草5g。

用法：每日1剂，加水煎2次，分2次温服。

功能：扶正祛邪。用于乳腺癌。（孙光荣方）

（13）易黄汤

组成：炒山药25g，炒芡实20g，炒黄柏9g，炒车前子15g，白果10g。

用法：每日1剂，加水煎2次，分2次温服。

功能：清利湿热。用于防治宫颈癌。（《傅青主女科》）

（14）连翘丸

组成：鲜薄荷1000g，皂角50g，连翘15g，青皮30g，陈皮30g，牵牛子45g。

用法：鲜薄荷绞榨取汁，合皂角熬膏；青皮、陈皮、牵牛子三药加工成粉末，取膏和丸。连翘加水煎煮取汁送服丸药。每日2次，每次服丸药6g。

功能：消瘰散结。用于防治淋巴瘤。（《济生方》）

（15）石斛汤

组成：远志9g，鲜石斛30g，黄芪30g，麦冬15g，生地黄15g，茯苓20g，玄参12g，炙甘草9g。

用法：每日1剂，加水煎2次，分2次温服。

功能：养阴益精。用于防治白血病。（《济生方》）

生地黄善清热生津

防治小知识

生地黄味甘、苦，性寒。入心、肝、肾经。功能：清热生津，滋阴养血，多用于温热病热入营血，身热口干、舌绛或红。癌症病变过程以及放、化疗中，出现阴虚火旺、口干烦渴的，多配合使用。研究发现，地黄所含的多糖是一种免疫抑瘤的活性成分，能增殖T淋巴细胞，提升机体免疫功能，从而抑制癌细胞的分裂增殖。动物实验显示，地黄多糖对肺癌、肝癌、黑色素瘤等均有治疗效果。

癌症术后

调养原则

清利通下，促进排泄

癌症术后当除恶务尽，且因气机阻滞，多有腹胀表现，治当清利通下，可吃有清利作用的食物，如萝卜、芦笋、山药等。

补益气阴，扶正固本

癌症术后，多气阴损伤，特别是晚期行手术切除者，抗癌固然重要，但需要身体的支撑，可吃有补养作用的食物，如乌龟、枸杞子、鸡蛋、鸭蛋、鹌鹑、鸭肉、梨汁、莲藕等。

菜肴药膳

（1）枸杞蒸蛋

原料：鸡蛋2个，枸杞子10g。

做法：鸡蛋打入碗中搅散，加入精盐、湿淀粉，加水适量调成蛋糊，用武火烧开后用中火蒸10分钟，撒上枸杞子，再蒸约5分钟，加入适量猪油和酱油，淋在蛋面上，即可食用。

（2）黑木耳焖鸭

原料：黑木耳30g，笋干100g，鸭子约750g重者1只。

做法：黑木耳洗净，加水浸胀；笋干洗净，加水浸胀；宰鸭，去毛及内脏，用温水洗净。将鸭原只放锅内，加入黑木耳、笋干，放足量水，加盖，用旺火煮沸后，用小火焖煮至鸭肉熟烂，加盐调好味，佐餐食用。

（3）芦笋鹌鹑煲

原料：萝卜500g，芦笋100g，鲜山药100g，鹌鹑1只，陈皮6g。

做法：杀鹌鹑，去毛及内脏，用温水洗净，放沸水中煮沸3分钟，弃汤不用；芦笋洗净，切成段；山药削去皮，洗净，切成片；鹌鹑放瓦罐中，加陈皮，并放料酒，加清水适量，用武火煮沸后，改用文火炖1小时；弃陈皮，放入芦笋、山药、萝卜，并放食盐，再用文火炖30分钟，调好味，佐餐食用。

（4）鲜铁皮洋参膏

原料：鲜铁皮石斛500g，西洋参150g，银耳150g，冰糖500g。

做法：鲜铁皮石斛洗净，切成段，用刀背拍松，放榨汁机中榨取汁；榨过后的渣加水煮15分钟，滤取汁；西洋参、银耳打成细粉，过筛；冰糖加水用小火煮沸，滤去渣用。把冰糖水、鲜铁皮石斛汁放锅中，倒入西洋参银耳粉，用小火熬煮，边煮边不断搅动，至膏稠住火，放凉装瓶。每日2次，每次取1匙，于食后用开水冲饮。

山药的功用

山药是薯蓣科植物薯蓣的块茎。山药滋阴又补气，滑润又能涩，补肺补肾，兼补脾胃，在滋补药中，诚为无上之品。山药的主要化学成分为淀粉，并含黏液质、胆碱、尿囊素和16种氨基酸、多酚氧化酶、维生素C，还含有多种微量元素。它有抗疲劳、抗衰老、抗肿瘤、抗有害物质刺激等作用，能调节代谢、增强免疫机能、促进生长、调节内分泌、调节心肾功能、兴奋造血系统功能、调节神经系统功能。山药对于各种癌症的防治有辅助效果，有助于肿瘤病人术后和化疗、放疗后调养，且对胃癌、食管癌等有一定的抑制作用，常被用于食管癌、胃癌、肠癌的辅助治疗。

医方举例

（1）脑癌术后方

组成：赤芍12g，川芎9g，桃仁9g，大枣7个，红花6g，老葱3根（切碎），生鲜姜9g，麝香0.15g。痰浊阻滞，头痛头晕，呕吐痰涎，坐卧不安，恶梦多，胸脘痞闷，加用茯苓、陈皮、半夏、生南星、薏苡仁。气血瘀滞，头痛较剧，固定不移，进行性加剧，或伴喷射性呕吐、偏盲、复视或一侧耳聋，加当归、川芎、赤芍、桃仁、红花。

用法：上药用黄酒250mL，将前7味煎至150mL，去渣，将麝香入酒内，再煎二沸，临卧服。

功能：活血化瘀，通窍活络。用于脑癌术后血瘀症状明显者。（《医林改错》通窍活血汤）

（2）鼻咽癌术后方

组成：白花蛇舌草45g，半边莲30g，半枝莲30g，鸡血藤30g，女贞子30g，生地黄30g，黄雪梨干30g。咽痛明显加六神丸，头痛甚加蔓荆子、白芷、川芎，鼻塞加辛夷、苍耳子。

用法：每日1剂，加水煎2次，分2次温服。

功能：清热解毒，养阴生津。用于鼻咽癌手术后，症见口干咽燥，大便秘结，小便短赤，舌红苔薄，脉细数者。（《新中医》1989年第5期白莲解毒汤）

（3）甲状腺癌术后方

组成：生地黄15g，生白芍15g，北沙参12g，玄参12g，浙贝母12g，夏枯草30g，三叶青6g，黄芪30g，黄精12g，女贞子15g，威灵仙12g，郁金12g，大枣12g。

用法：每日1剂，加水煎2次，分2次温服。

功能：补益气阴。用于甲状腺术后气阴两虚证，症见声音沙哑、神疲乏力、怕热多汗、急躁易怒；舌淡少苔、尖红，脉细无力者。（施仁潮方）

（4）食管癌术后方

组成：人参9g，姜半夏9g，桔梗6g，豆蔻6g，木香6g，杵头糠15g，白术12g，毕澄茄6g，沉香6g，枇杷叶12g，干姜9g，鲜石斛20g，生姜9g，炙甘草6g。

用法：每日1剂，加水煎2次，分2次温服。

功能：化痰降气。用于食管癌术后。（本方由《济生方》五噎散加石斛组成）

（5）胃癌术后方

组成：生黄芪20g。薏苡仁20g，煅瓦楞子20g，喜树果30g，茯苓20g，白术10g，枳壳10g，女贞子20g，藤梨根60g，焦山楂15g，神曲15g，白英40g，赤芍10g，白芍10g，重楼15g，白花蛇舌草30g，枸杞子12g。

用法：每日1剂，水煎服，日服2次；或共研细末，每次服10~15g，日服3次，温开水冲服。

功能：益气健脾，滋补肝肾，理气化瘀，解毒抗癌。用于胃癌术后不能化疗者。（陈延昌方）

（6）肝癌术后方

组成：炒柴胡10g，重楼15g，茯苓10g，赤芍10g，白芍10g，茜草10g，当归10g，郁金10g，制香附10g，黄芩15g，莪术15g，全瓜蒌20g，生鳖甲20g，虎杖20g，甘草10g。

用法：每日1剂，加水煎2次，分2次温服。

功能：疏肝清热毒。用于肝癌术后。（浙江省中医院方）

认识全瓜蒌

全瓜蒌是指瓜蒌皮和瓜蒌仁同用。瓜蒌为葫芦科植物栝楼或双边栝楼的干燥成熟果实。味甘、微苦，性寒，归肺、胃、大肠经，具有清热涤痰、宽胸散结、润燥滑肠的功效，多用于治疗肺热咳嗽、痰浊黄稠、胸痹心痛、结胸痞满、乳痈、肺痈、肠痈、大便秘结。乳腺癌、肺癌、胃癌、肝癌多用之。

防治小知识

（7）结肠癌术后方

组成：黄连9g，炙甘草9g，干姜9g，桂枝9g，人参6g，半夏9g，大枣4个。

用法：上药加水煎煮，取汁，日3次、夜2次，温服。

功能：清肠泄热，温阳化浊。用于直肠癌术后。（《伤寒论》黄连汤）

（8）肾癌术后方

组成：石斛10g，冬虫夏草2g，西洋参6g，丹参24g，赤芍15g，猪苓9g，茯苓9g，泽泻9g，阿胶9g，滑石9g。

用法：先把石斛放砂锅中，加水浸泡60分钟，煎煮30分钟；再将丹参、赤芍等一并放入，煎煮30分钟，滤取汁；然后加水煎煮，合并2次煎汁，西洋参另煎汁兑入。每日1剂，以药汁冲冬虫夏草粉，分2次于空腹时温服。

功能：养阴滋肾。用于肾癌术后。（养阴化瘀汤与《伤寒论》猪苓汤合方）

（9）膀胱癌术后方

组成：白花蛇舌草30g，白茅根20g，石韦10g，瞿麦15g，萹蓄10g，猪苓15g，川牛膝15g，仙鹤草30g，白英40g，龙葵30g，蛇莓15g，苦参20g，喜树果30g，大蓟15g，小蓟15g，焦山楂15g，神曲15g，枳壳10g，生黄芪20g，女贞子20g，红花20g。

用法：每日1剂，加水煎2次，分2次温服。

功能：清热利湿，活血祛瘀，扶正抗癌。用于膀胱癌术后复发或不能手术者。（陈延昌方）

（10）乳腺癌术后方

组成：茄花50g（秋后霜打的为最佳品），鹿角霜25g，橘叶25g，黄芪25g，柴胡20g，蒲公英25g，紫花地丁20g，桃仁15g，漏芦10g，甘草20g，白蔹20g，地榆20g，木香10g。

用法：每日1剂，加水煎2次，分2次温服。连服2个月为1个疗程，3个疗程为服药周期。

功能：疏肝理气，消痈化腐。用于乳腺癌术后抗复发。（李玉奇救逆饮子）

（11）宫颈癌术后方

组成：土茯苓30g，贯众20g，苦参20g，生地榆20g，川牛膝15g，栀子10g，黄柏10g，薏苡仁20g，生黄芪20g，女贞子20g，枸杞子15g，枳壳10g，莪术15g，白花蛇舌草30g，白茅根20g，当归15g，昆布20g，海藻20g，重楼15g，山慈菇15g。

用法：每日1剂，加水煎2次，分2次温服。

功能：清热利湿，活血化瘀，软坚散结。用于晚期宫颈癌或术后、放疗后局部复发转移者。（陈延昌方）

（12）淋巴瘤术后方

组成：炒白术6g，人参3g，茯苓9g，陈皮6g，熟地黄15g，川芎9g，当归6g，贝母9g，酒香附9g，酒白芍9g，桔梗3g，甘草3g。

用法：每日1剂，加水煎2次，分2次温服。

功能：补益气血，理气散结。用于淋巴瘤术后。（《医宗金鉴》香贝养荣汤）

重楼用于治癌

《抗癌治验本草》记载，重楼用于食管癌、喉癌、肠癌、肺癌、肝癌、脑瘤、宫颈癌、急性白血病等多种癌症。民间常用重楼与夏枯草、山豆根、黄芩、白花蛇舌草、半枝莲等同用治疗肺癌等各种肿瘤，其与三七、木瓜和威灵仙同用，可以用于治疗脑瘤或脑转移瘤。

癌症放、化疗

调养原则

益气阴，降低放、化疗伤害

放、化疗的过程中，多损伤气阴，表现为神疲、气短、口咽干燥、大便干结、潮热、手足心热、盗汗出等。可吃点鲜铁皮石斛、西洋参、燕窝、银耳、藕、梨等。

益气血，扶正补虚

癌症多由于热毒内蕴，耗伤气血，放化疗后元气更伤，表现为神疲乏力、心悸气短、自汗盗汗，且多脾胃功能虚弱，有不思饮食、大便溏薄表现。要注意益气血，扶正补虚，健脾养胃，可选食人参、西洋参、枸杞子、大枣、木耳、银耳、海参，以及龟、鳖、鹌鹑、薏苡仁、菱肉、蘑菇、香菇、木耳、山楂等。

慎燥热食物

放、化疗多阴津伤耗，饮食上宜凉润，忌食辛辣刺激食物，注意戒烟戒酒。

放化疗造成的损伤

放射性物质对机体会造成直接损伤。射线的能量会直接破坏机体组织蛋白质、核蛋白及酶等，还可造成神经分泌系统调节障碍，使机体代谢功能紊乱。化疗药物不仅作用于肿瘤细胞，也损害正常细胞，产生不良反应。肿瘤放、化疗患者，常因物理或化学损伤致口腔溃疡、恶心、呕吐、食欲减退、脱发，甚至出现高尿酸血症、肝功能损害、血浆蛋白减少、出血、白细胞减少、浑身乏力、酸懒骨痛等。

菜肴药膳

（1）洋参银耳羹

原料：西洋参5g，银耳30g，冰糖50g。

做法：西洋参切成薄片，加水浸10分钟；银耳加水浸半天，放汽锅中煮至鸣响3分钟，住火候凉；把银耳、西洋参片同放碗中，加冰糖，放清水适量，隔水放锅中，炖至熟烂即成，作点心食用。

（2）薏苡仁黄芪粥

原料：生黄芪30g，薏苡仁30g，赤小豆15g，鸡内金9g，金橘饼2个，糯米30g。

做法：鸡内金加工成粉末；薏苡仁、赤小豆洗净，加水浸半天；黄芪放砂锅中，加水浸30分钟，煎煮20分钟，去渣，放薏苡仁、赤小豆煮30分钟，再加鸡内金粉末、金橘饼和淘净的糯米，煮成粥食用。

（3）嫩菱蘑菇豆腐煲

原料：鲜菱肉200g，鲜蘑菇100g，嫩豆腐350g。

做法：菱肉搓去薄衣洗净，每只切作4块；蘑菇剪去菇柄，洗净，一切为四；豆腐切作小块。炒锅放油烧至七成熟，下菱肉拌炸一下，捞出沥干油；待油温回到七成热时，下蘑菇拌炸一下，捞出沥油；炒锅回热后，放油烧至七成熟，下生姜丝煸出香味，下豆腐稍炸一下；将预制好的菱肉、蘑菇、豆腐一并放瓦罐中，放食盐，加水足量，用文火煲1小时，调好味，淋上芝麻油，佐餐食用。

（4）枸杞地黄蒸甲鱼

原料：甲鱼约300重者1只，枸杞子30g，熟地黄15g。

做法：宰甲鱼，去头及内脏，洗净，放沸水中烫3~5分钟，刮去裙边上的黑膜，除腥味，剁去爪和尾，去背板、腹壳，切块备用；甲鱼肉放入蒸盆中，加入熟地黄、枸杞子，放盐、料酒、姜、葱、鸡清汤，上笼蒸1小时，佐膳食用。

化疗期间的饮食养护

合理安排饮食与化疗的时间：化疗当天，饮食应清淡可口；经静脉化疗时空腹进行，因此应在化疗前3小时进食，此时食物已经基本消化排空，化疗结束后晚餐晚些吃，减少恶心、呕吐的症状。口服化疗药物时，饭后半小时服用较好，血药浓度达高峰时，此时已呈空腹状态，消化道反应会轻些。还要注意不吃燥热食物；补充营养，多吃高蛋白食物；少吃香燥食物，注意凉润清补。

医方举例

（1）益气固本抗癌方

组成：藤梨根30~40g，水杨梅根30~40g，薏苡仁30~40g，黄芪20~30g，白花蛇舌草15~20g，三叶青12~15g，猪苓10~12g，党参15~20g（或生晒参6~9g），白术12~15g，茯苓12~15g，当归12~15g，八月札9~12g，佛手9~12g，蛇六谷6~9g。鳞癌加冬凌草、半枝莲，腺癌加重楼、白英、红豆杉，骨转移加骨碎补、续断、补骨脂、炒杜仲，肺癌加冬凌草、鱼腥草、石上柏、干蟾皮，肠癌加虎杖、败酱草、大血藤，肝癌加柴胡、郁金、八月札、莪术、三棱、鳖甲，乳腺癌加柴胡、郁金、山慈菇、漏芦、猫人参、猫爪草，宫颈癌加莪术、鳖甲、白毛藤、天葵子，胃癌、食管癌加黄药子、急性子、红豆杉、莪术，恶性淋巴瘤加浙贝母、海藻、猫爪草、山慈菇、牡蛎，脑癌用全蝎、蜈蚣、僵蚕、橘络。

用法：每日1剂，加水煎2次，分2次温服。

功能：健脾益气，培元固本。用于各种恶性肿瘤术后及化疗后。（陈伟民方）

水杨梅根与防治癌症

水杨梅根为蔷薇科植物日本水杨梅的根茎及根。夏、秋采挖多年老植株的根茎及根，洗净晒干。味辛，性温，无毒。《浙江民间常用草药》《贵阳民间药草》均有介绍，用于治疗风寒感冒，腹痛泻痢，肾虚头晕。多用于治疗癌症，与白花蛇舌草同用治疗肺癌，与重楼、天花粉同用治疗肝癌，与威灵仙同用治疗食管癌等。

（2）脾肾双补方

组成：黄芪30g，太子参30g，黄精15g，白术12g，茯苓15g，当归12g，生地黄15g，白芍15g，阿胶6g（烊化），仙茅12g，淫羊藿12g，补骨脂12g，女贞子15g，墨旱莲15g，白花蛇舌草20g，半枝莲20g。头痛加延胡索、川楝子；食欲不振加鸡内金，炒谷麦芽；便秘加火麻仁、郁李仁；腹泻加山药、白扁豆。

用法：每日1剂，水煎服，头煎40分钟，二煎30分钟，两煎和匀，早晚各服1次。

功能：脾肾双补，益气养血。用于各种肿瘤放化疗后脾肾虚损，气血不足。（靳文清方）

（3）地黄饮子

组成：熟地黄15g，巴戟天9g，山茱萸9g，石斛12g，酒肉苁蓉9g，炮附子9g，炒五味子5g，肉桂3g，茯苓30g，麦冬9g，石菖蒲9g，远志6g。

用法：每日1剂，加生姜3片，大枣2个，水煎2次，分2次温服。

功能：滋肾阴，补肾阳，开窍化痰。用于脑癌放、化疗后。（《圣济总录》）

（4）木棉花汤

组成：木棉花12g，玄参12g，海浮石15g，辛夷10g，牛蒡子12g，柴胡10g，黄芩10g，甘草6g，藿香10g。淋巴结肿大未消加连翘、夏枯草，痰涕腥臭加金银花、鱼腥草。

用法：每日1剂，加水煎2次，分2次温服。

功能：养阴清热毒。用于鼻咽癌放疗后，热毒残留，阴虚痰浊。（王三虎方）

（5）十全流气饮

组成：陈皮3g，茯苓3g，乌药3g，川芎3g，当归3g，白芍3g，香附2.4g，青皮1.8g，甘草1.5g，木香1g。

用法：上药成粗末，加生姜3片，大枣2个，加水连煎2次，分2次，空腹服下。

功能：理气活血，消肿散结。用于甲状腺癌放化疗后。（《外科正宗》）

（6）石斛白及汤

组成：石斛12g，白及12g，延胡索12g，知母10g，怀牛膝6g，石膏15g，鲜芦根60g。

用法：每日1剂，先把石斛、石膏放砂锅中，加水浸泡60分钟，煎煮30分钟；再放入白及、延胡索、知母、怀牛膝、鲜芦根等，煎煮30分钟，滤取汁；然后加水煎煮，合并2次煎汁，分2次温服。

功能：清热益阴，清咽益胃。可配合食管癌放疗服用。（经验方）

（7）扶正增效方

组成：黄芪30g，白术15g，太子参15g，枸杞子15g，鸡血藤15g，红花10g，苏木12g，茯苓12g，鸡内金9g，石斛30g，沙参30g，金银花30g。痰中有血加仙鹤草、白及、生地榆，胸痛加延胡索、郁金，胸腔积液加葶苈子、龙葵。

用法：每日1剂，加水煎2次，分2次温服。

功能：益气养阴，活血解毒。用于肺癌化疗时的中药治疗。（《肿瘤中西药物手册》）

（8）养阴解毒方

组成：绵茵陈30g，车前子（包）30g，海藻30g，海带30g，牡蛎30g，白花蛇舌草30g，铁树叶30g，延胡索30g，漏芦15g，郁金15g，丹参15g，黄芪15g，党参15g，南沙参15g，北沙参15g，石斛15g，当归12g，赤芍12g，白芍12g，夏枯草12g，甘草12g，川楝子9g。

用法：每日1剂，加水煎2次，分2次温服。

功能：益气养阴，解毒化瘀。用于肝癌放化疗。（汤新民方）

铁树叶与抗癌保健

为龙舌兰科植物朱蕉的叶。性凉，味甘、淡。功能：清热，止血，散瘀。常用于治疗痢疾，吐血，便血，胃痛，尿血，月经过多，跌打肿痛。《本草纲目拾遗》：治一切心胃及气痛。《本草求原》：散瘀止血，活筋骨中血。研究发现，铁树叶含有铁树素且具辅助抗癌活性。其止痛止血作用，可以减轻癌症患者的疼痛和缓解癌症的症状，并可辅助治疗吐血。

（9）当归贝母苦参丸合二仙汤

组成：当归10g，苦参10g，知母10g，黄柏10g，熟地黄10g，浙贝母30g，淫羊藿30g，山茱萸30g，骨碎补30g，白芍30g，木瓜30g，延胡索30g，仙茅15g，补骨脂15g，滑石15g，土鳖虫6g，甘草6g。加山慈菇、三棱、莪术、猫爪草、天龙等解毒散结，骨转移加补骨脂、骨碎补等补肾抗癌，痛甚加大剂量延胡索、土鳖虫。

用法：每日1剂，加水煎2次，分2次温服。

功能：抗癌抑癌，解毒散结。用于前列腺癌。（当归贝母苦参丸《金匮要略》方，二仙汤《中医方剂临床手册》）

（10）左归饮加减方

组成：生地黄15g，山药15g，山茱萸12g，枸杞子12g，茯苓15g，桑寄生15g，鳖甲24g，三七粉3g，阿胶9g，半枝莲30g，白花蛇舌草30g。

用法：每日1剂，加水煎2次，分2次温服。

功能：养阴补肾。用于肾癌化疗（左归饮《景岳全书》方）。

（11）芪苡汤

组成：黄芪60g，党参30g，郁金15g，当归15g，墨旱莲30g，白术20g，白芍15g，重楼10g，丹参30g，薏苡仁10g，料姜石60g。

用法：每日1剂，加水煎2次，分2次温服。

功能：疏肝滋肾。用于乳腺癌化疗。（《中医癌瘤证治学》）

防治小知识

料姜石治疗肿瘤

为黄土层或风化红土层中钙质结核，状如生姜，因而得名。它性寒，味咸，无毒，入心、胃经。功能：清热解毒消肿，主治疔疮痈肿、乳痈、瘰疬、豌豆疮。具有防癌、抗癌的功能。

（12）补中益气汤加味方

组成：黄芪30g，党参20g，当归12g，陈皮6g，升麻3g，柴胡3g，白术12g，甘草3g，地榆炭20g，侧柏炭15g，马齿苋30g，蒲公英30g，椿根皮20g。

用法：每日1剂，加水煎2次，分2次温服。

功能：补中益气，清肠摄血。用于宫颈癌化疗。（补中益气汤《脾胃论》方）

（13）夏花龙贝汤

组成：夏枯草15g，天花粉15g，生地黄15g，生牡蛎15g，玄参9g，麦冬9g，贝母9g，天龙2条。热毒较盛者加青天葵9g，半枝莲、白花蛇舌草、重楼各30g。伤阴较甚可加北沙参15g，白芍12g，生甘草6g，气阴两虚再加生黄芪、党参各15g，肿块较大，较坚硬者，加三棱、莪术各9g。

用法：上药用水3碗煎或1碗，内服。天龙去内脏，用瓦焙干研末。每日1剂，分2次服，天龙末吞服。

功能：养阴散结。用于淋巴瘤化疗。（经验方）

（14）养阴清肺汤

组成：生地黄6g，麦冬3.6g，玄参4.5g，生甘草1.5g，贝母2.4g，牡丹皮2.4g，薄荷1.5g，炒白芍2.4g。

用法：每日1剂，水煎2次，分2次于空腹时温服。

功能：养阴清肺，解毒利咽。原治阴虚肺燥之白喉，喉间起白如腐，不易拭去，咽喉肿痛，初起或发热或不发热，鼻干唇燥，或咳或不咳，呼吸有声，似喘非喘，脉数无力或细数。各种癌症病人接受放射治疗过程中，均可配合服用。（《重楼玉钥》）

（15）扶正升白汤

组成：石斛30g，黄芪30g，黄精30g，补骨脂10g，枸杞子10g，女贞子10g，何首乌6g。

用法：先把石斛放砂锅中，加水浸泡60分钟，煎煮30分钟；再将黄芪、黄精、补骨脂、枸杞子、女贞子、何首乌等药一并放入，煎煮30分钟，滤取汁；然后加水煎煮，合并2次煎汁。每日1剂，分2次于空腹时温服。

功能：益气养阴。用于防治肿瘤化疗后出现的白细胞减少。（《补品经典·石斛》）

（16）滋养胃阴汤

组成：石斛10g，黄精15g，玉竹15g，天花粉10g，知母10g，生甘草6g，西洋参5g。

用法：先把石斛放砂锅中，加水浸泡60分钟，煎煮30分钟；再将黄精、玉竹、天花粉、知母、生甘草等药一并放入，煎煮30分钟，滤取汁；然后加水煎煮，合并2次煎汁。每日1剂，分2次于空腹时温服，另将西洋参煎汤服。

功能：养阴益胃。本方有助于减轻肿瘤化疗中出现的消化道烧灼反应。（《补品经典·石斛》）

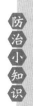
防治小知识

灵芝破壁孢子粉减轻放化疗反应

北京中日友好医院报告，用灵芝破壁孢子粉配合放、化疗治疗80例肿瘤病人，年龄在20~69岁，其中乳腺癌17例、肺癌33例、胃癌10例、大肠癌8例、其他肿瘤12例。这些病例在放、化疗时有气血两亏、气阴两虚症状，表现为神疲乏力、消瘦、食欲差、自汗、盗汗、失眠多梦、心悸气短、面色苍白、脉沉、脉细等症状。80例中，56例服用灵芝孢子粉，每日3次，连服21天。治疗结果：生活质量提高的，服灵芝破壁孢子组有30例，有效率53.6%，对照组4例，有效率16.7%；对神疲乏力、心悸气短、腹泻、便秘、恶心等各种放、化疗不良反应症状，灵芝组有效率65%~80%，对照组的有效率仅20%~40%。

诊室传真

　　本章介绍临床实际案例，有癌症的早期发现：曹大姐说，感谢你让我做检查，早期发现胃癌；姚女士鼻咽癌，早发现早服药，康复得好。有癌症的病因寻找：肺癌患者徐先生说，酒1天1500mL，烟1天1包。有服用保健品的体验：韩先生问，胃癌术后能吃灵芝孢子粉吗；灵芝孢子粉帮助郑先生癌症康复；王女士子宫切除术后，长年吃冬虫夏草。更多的是癌症治疗方法、经历、结果介绍：黄女士甲状腺癌，养阴疏肝化痰散结；孙先生白血病，重在益气阴清热毒；赵女士脑癌术后，先膏方调理再丸药巩固；中药配合化疗，肺癌骨转移的郭先生熬过了5年；陈大姐说，6年前医生说我宫颈癌活不过3个月了；冯先生肾癌手术后，2008年开始吃中药，现在安好。

赵女士脑瘤术后，先膏方调理再丸药巩固

赵女士，70岁，浙江绍兴诸暨人。她于2012年9月在浙江大学医学院附属第二医院神经外科接受左侧颞顶部脑膜瘤手术治疗，2014年11月26日诸暨市人民医院复查CT报告：颅脑肿瘤术后改变，左侧顶叶囊实性占位，较前片明显。她担心脑瘤复发，于2014年12月7日就诊。

诉头晕，目糊，耳鸣，喉间有痰，多说话即舌转动不利，时有呕恶，大便日两三行，晨起即欲登厕，偏右手足麻。苔浊腻，舌黯红，脉沉细实。考虑到需要较长时间治疗，而中药味难以接受，要求开膏方。治法：补肾益精，化痰活瘀。以通窍活血汤为主方，加用黄芪、生地黄、天麻、制南星、姜半夏、陈皮、石菖蒲、郁金、夏枯草、炙鳖甲、炙僵蚕、地龙、钩藤、玄参、蜈蚣、海藻、昆布、三七粉、全蝎、川贝粉、鲜铁皮石斛、灵芝破壁孢子粉、大枣、鳖甲胶、鹿角胶等。

3个月后复诊，头晕目糊现象减轻，手足麻木症状不显，痰、呕少见。改用丸药巩固治疗，用药：川芎、黄芪、石菖蒲、郁金、沉香、蜈蚣、全蝎、地龙、水蛭、西红花、制南星、枫斗、桃仁、远志、制大黄、灵芝破壁孢子粉等。

防治小知识

通窍活血汤

《医林改错》方，由赤芍、川芎、桃仁、大枣、红花、老葱、鲜生姜、麝香组成。功能：活血化瘀，通窍活络，用于血瘀所致的偏头痛，日久不愈，头面瘀血，头发脱落，眼疼白珠红，酒糟鼻，久聋，紫白癜风，牙疳，妇女干血劳，小儿疳证等。

姚女士鼻咽癌，早发现早服药，康复得好

姚女士是老中医施诊治癌症中印象最深的一位。

早在2005年，她诉说鼻炎长期发作。经询问，症状有鼻塞、前额痛、右侧半边脸痛，时有右耳鸣响，颈部淋巴结肿大。我考虑鼻咽癌可能，建议其作进一步检查。后来在肿瘤医院确诊为鼻咽癌，接受手术治疗，同时

做了放疗，随后要求配合中药治疗。

诉右侧头面部有不适感，颈后时有胀痛，劳累后发作，口鼻干燥，时有鼻血，耳鸣，听力下降，带下。苔光舌红，脉微细。治法：补肺润燥，养阴凉血。用药：北沙参、麦冬、山茱萸、生地黄、白芍、浙贝母、石斛、枸杞子、地龙、黄芪、川芎、炙僵蚕、连翘、白花蛇舌草、山慈菇、紫花地丁。

1个月后改用膏方。治法：养阴生津，补肺益气。以加味清宁膏出入，用药：生地黄、麦冬、百合、西洋参、生晒参、北沙参、山茱萸、鲜铁皮石斛、山药、黄芪、桔梗、枇杷叶、化橘红、薏苡仁、茯苓、白芍、浙贝母、制半夏、白芷、五味子、炙甘草、龙眼肉、大枣、灵芝破壁孢子粉、鳖甲胶、龟甲胶、冰糖。嘱多吃新鲜蔬菜，可以吃银耳、梨、番茄、鲜铁皮石斛一类性偏凉的食物，补充维生素。忌烟、酒，慎辛辣刺激性食物，少海腥、油腻、油烤、煎炸食物。

防治小知识

加味清宁膏

《虚劳心传》方，由生地黄、麦冬、百合、炙桑白皮、山药、桔梗、炙枇杷叶、化橘红、炒薏苡仁、茯苓、炒白芍、炙甘草、龙眼肉、大枣、饴糖、白蜜组成。功能：补阴清肺，益脾降气，主治阴虚咳嗽，或多痰，或干咳，或痰血红，或纯血。

黄女士甲状腺癌，养阴疏肝化痰散结

黄女士，59岁，丽水人。2013年6月11日首诊。诉双侧甲状腺占位，右侧甲状腺微小乳头状癌，双侧结节性甲状腺肿，于1月21日在丽水市中心医院手术治疗。现感喉间有痰，口干，潮热，盗汗出，失眠，并有慢性浅表萎缩性胃炎伴轻度肠化，胃中嘈杂。苔浊腻质润，舌暗，脉濡细。治法：养阴疏肝，化痰散结。以化肝煎为基础方，用药：青皮、陈皮、白芍、牡丹皮、栀子、浙贝母、生地黄、麦冬、百合、玄参、灵芝、柴胡、枳壳、厚朴花、郁金、牡蛎。

6月19日来邮，服药后病情有好转，嘈杂感减轻，但喉咙痰多，睡眠差，餐后血糖偏高。治法重用养阴，原方去郁金，加鲜铁皮石斛。

2013年7月25日三诊：7月19日复查报告：游离甲状腺素1.46pmol/L，

促甲状腺激素0.06μIU/mL，甲状腺术后残余左叶多发小结节。服用中药以来，胃中舒服，只是饥饿时间长会有不适，进食过饱会胃胀，醒后再睡难；咽喉有痰，但不痒不痛不咳嗽，腻苔已经退去。治法：疏肝理气，化痰散结。用药：炒青皮、陈皮、白芍、牡丹皮、栀子、浙贝母、生地黄、麦冬、玄参、灵芝、柴胡、枳壳、厚朴花、郁金、牡蛎、猫爪草、白花蛇舌草、蒲公英、牡蛎。

> **防治小知识**
>
> **化肝煎**
>
> 《景岳全书》方，由青皮、陈皮、芍药、牡丹皮、栀子、土贝母、泽泻组成，功能：疏肝清热降气，主治怒气伤肝，气逆动火，胁痛胀满，烦热动血。方用青皮、陈皮疏肝理气，牡丹皮、栀子清热开郁，白芍养肝阴、清肝热、敛肝气，贝母降气化痰，泽泻通利下行。

肺癌患者徐先生说，酒1天1500mL，烟1天1包！

徐先生，68岁，浙江台州淑江人。2015年9月10日就诊。

说起烟酒，他仿佛是说英雄史：抽烟50年以上，每天1包，抽得最多的是红金龙；喝酒1次1碗，1天2次，后来增加到1天1500mL。2年前，1次感冒后，用啤酒送服头孢，曾住院治疗。今年5月下旬，头胀，左肩臂酸胀，喉间多痰，呕吐痰涎，晨起吐甚。9月1日入住台州市立医院，诊断：酒精性脑病，腔隙性脑梗死，胆囊多发结石，脂肪肝，左肾结石，周围神经损害。癌胚抗原16.8μg/L。CT诊断：左肺上叶占位伴纵隔、主动脉弓旁及左肺门多发淋巴结肿大，肺癌首先考虑；左肺上叶炎症。诉此前左胸部曾胀痛不适，现尚可；睡眠可，盗汗出，口不干，大便日3行。苔浊腻多裂纹，舌暗，脉沉细数。治法：补肺益气阴，清热行瘀阻。以清肺汤为主方，用药：天冬、麦冬、五味子、黄芩、栀子、杏仁、桑白皮、陈皮、桔梗、茯苓、浙贝母、当归、生黄芪、白花蛇舌草、山海螺、野生灵芝、制南星、甘草。

2015年10月12日二诊：临床诊断左上肺癌，病理诊断腺癌。2015年9月15日台州恩泽医院病理报告显示左上肺穿刺活检，免疫组化结果符合腺癌。同时有酒精性脑病，腔隙性脑梗死，胆囊多发结石，脂肪肝，左肾结石，周围神经损伤。舌红，质暗，有瘀块，多裂纹，苔薄。治法：养阴润肺，清肺活瘀。前方去栀子、杏仁、桑白皮、陈皮、桔梗，加鲜铁皮石斛、三叶青、白毛藤、夏枯草、酒地龙。

清肺汤

《万病回春》方，由黄芩、桔梗、茯苓、桑白皮、陈皮、贝母、当归、天冬、栀子、杏仁、麦冬、五味子、甘草组成，功能：养阴补肺，主治久嗽及痰嗽、肺胀嗽。痰咯不出，加瓜蒌、枳实、竹沥，去五味子；咳嗽喘急，加苏子、竹沥，去桔梗；痰火咳嗽，面赤身热，咯出红痰，加芍药、生地黄、紫菀、阿胶、竹沥，去五味子、杏仁、贝母、桔梗；久嗽虚汗多，加白术、芍药、生地黄，去桔梗、贝母、杏仁；久嗽喉痹，声不清，加薄荷、生地黄、紫菀、竹沥，去贝母、杏仁、五味子；嗽而痰多，加白术、金沸草，去桔梗、黄芩、杏仁；咳嗽身热，加柴胡；咳嗽，午后至晚发热者，加知母、黄柏、生地黄、芍药、竹沥，去黄芩、杏仁；咳嗽痰结，胁痛，加白芥子、瓜蒌、枳实、砂仁、木香、小茴香、竹沥、姜汁少许，去贝母、杏仁、山栀，亦加柴胡引经。

中药配合化疗，肺癌骨转移的郭先生熬过了5年

诸暨郭先生，从2014年开始配合中药治疗，坚持服用5年，同时接受化疗，结果肺癌完全消失。

2014年1月23日，54岁的郭先生第一次就诊。诉两年前发现左肩部疼痛，未引起重视。2013年8月因持续咳嗽去杭州检查，9月26日杭州武警总队医院PET-CT诊断：肺肿瘤；骨转移。面多暗黑，疮痒散在分布，精神疲软。苔浊腻，舌暗红，多有裂纹，脉细数。在友人推荐下，要求用膏方调治。辨证：肺肾亏虚，气阴不足，热毒内蕴。治法：补肺肾，益气阴，清热毒，行瘀阻。以养阴清肺膏为基础方。

2014年4月10日二诊：诉服用膏方的同时接受化疗，2天前精神疲软，头晕，CT诊断两肺多发炎症病变，心包积液，两侧胸腔积液，胸椎多发骨质破坏，考虑骨转移灶。口中多津，鼻出血。苔白腻，舌红，脉细数。中

药汤剂，配用茶饮。汤剂用药：生地黄、麦冬、北沙参、生白芍、浙贝母、牡丹皮、金银花、生黄芪、薏苡仁、胆南星、白花蛇舌草、酒地龙、甘中黄、野生灵芝、大枣、制黄精、炒谷芽、炒麦芽、海蛤壳。茶饮用药：铁皮石斛花、西洋参、西红花、枸杞子。

2014年4月25日三诊：4月22日诸暨人民医院报告：血小板652×10^9/L，鳞状细胞癌相关抗原2.9μg/L，门冬氨酸氨基转移酶44U/L。微咳，服药中曾有2次盗汗。按原方出入，汤剂再进。

2014年5月8日四诊：右肺癌T4N3M1，4月28至5月8日住院作第二次化疗。鼻干，晨起有血，泛清水。苔稍退，脉有力。原方加用白茅根30g。

2014年6月5日六诊：已完成4次化疗，鼻干，胃胀，胃纳差。苔薄腻，舌红，脉弦细数。用药：生黄芪、防风、五味子、薏苡仁、浙贝母、野生灵芝、北沙参、大枣、白花蛇舌草、制黄精、鸡血藤、炒金银花、玫瑰花、厚朴花、女贞子、郁金、炒山楂、炒谷芽、炒麦芽。

2014年7月3日八诊：已完成5次化疗，胃纳差，睡眠差，时烦热，近1周大便溏，苔薄腻，舌暗红，脉弦细数。用药：按前方出入，汤剂再进。

2014年10月10日十三诊：前白蛋白456mg/L，右肺多发小片状高密度影，较前片有好转，胸椎内多发结节样高密度影。继续汤剂，前方出入。

2014年11月6日十四诊：已完成10次化疗，鼻干鼻衄，胃胀，胃纳差，便后肛门如火，苔黄腻，舌红，脉弦细数。前白蛋白456mg/L，右肺多发小片状高密度影，较前片有好转，胸椎内多发结节样高密度影。前方去防风、吴茱萸，加用人中黄、玄参。

2014年12月4日十六诊：近两肩关节痛，大便时溏，日两三次。用药：生黄芪、羌活、薏苡仁、威灵仙、地龙、鸡血藤、五味子、浙贝母、野生灵芝、北沙参、白花蛇舌草、制黄精、石榴皮、炒黄连、吴茱萸、女贞子、山海螺、炒陈皮、谷芽、麦芽、大枣。

2015年1月15日十九诊：1月9日CT报告：两侧胸膜肥厚，胸椎转移性肿瘤。近右肩关节痛，鼻干，大便日1次。用药：生黄芪、北沙参、薏苡仁、浙贝母、野生灵芝、砂仁、蜈蚣、威灵仙、重楼、制黄精、制南星、炙龟甲、炙鳖甲、山海螺、酒地龙、海蛤壳、丹参、大枣。

2015年2月12日二十一诊：已完成14次化疗，鼻干鼻衄，大便日1次，苔浊腻，质干，舌红，脉弦。2月10日CT报告：左上肺结节较前略有缩小；两侧胸膜肥厚，胸椎转移性肿瘤。用药：生黄芪、北沙参、制黄精、山药、炒金银花、薏苡仁、浙贝母、野生灵芝、重楼、山海螺、酒地龙、威灵仙、丹参、炙龟甲、炙鳖甲、砂仁、炒谷芽、炒麦芽、大枣。

2016年12月1日二十五诊：经化疗19次，病情稳定，睡眠差，苔白腻，舌淡红，脉细数。治法：补肺肾，益气阴，健脾胃，行瘀阻。膏方用药：生晒参、生黄芪、生白术、防风、五味子、西洋参、生地黄、百合、山茱萸、山海螺、酒地龙、杏仁、桃仁、浙贝母、薏苡仁、白花蛇舌草、土茯苓、金银花、西红花、野生灵芝、灵芝孢子粉、炒谷芽、炒麦芽、乌黄颗粒、龟甲胶、鳖甲胶、砂仁、大枣、冰糖。

2017年2月22日二十六诊：2013年9月26日发现肺肿瘤，同时见骨转移，经化疗19次，配合中药治疗，肺肿瘤已消，病情稳定，腰酸，苔浊腻，舌暗红，脉细数。治法：补肺肾，益气阴，健脾胃，行瘀阻。用药：生晒参、生黄芪、防风、五味子、山药、生白术、炒枳实、薏苡仁、炒鸡金、白花蛇舌草、酒地龙、桃仁、乌药黄精颗粒、三七粉、骨碎补、怀牛膝、穿山龙、金雀根。

2017年5月18日二十九诊：2013年9月26日发现肺肿瘤，同时见骨转移，经化疗20次，配合中药治疗，肺肿瘤已消，病情稳定，日前做化疗1次，神疲，胃中嘈杂，睡眠差，苔滑腻，舌暗红，质滑润，脉细数。治法：滋肾补肺，健脾益气，养血行瘀，用药：前方重用益气阴药。

2017年10月19日三十九诊：面色暗，神疲，睡眠差、几乎彻夜难眠，腰痛，双下肢有堵塞感痛，口干，苔滑腻，舌暗红，质滑润，脉弦细滑数。进服滋肾补肺、养阴活瘀中药，睡眠有好转，治法：以滋益为重。用药：生黄芪、北沙参、麦冬、山药、生白芍、百合、炒陈皮、酒地龙、猪苓、薏苡仁、白花蛇舌草、茯神、远志、石菖蒲、鸡血藤、炒枣仁、灵芝、砂仁、怀牛膝。

2018年8月23日四十五诊：右肺癌，腰椎间盘突出，肝脏转移瘤射频消融术后，体消瘦，面色萎黄，神疲，纳差，肝区不适，腰痛，便秘，痔疮明显，下肢肿，咽红，苔浊腻，舌暗红，脉细数。治法：补肺益气，养阴益肝。用药：生晒参、黄芪、生白术、五味子、山茱萸、石斛、炙龟甲、炙升麻、肉苁蓉、地锦草、生地榆、芦根、炒萝卜子、枳实、大腹皮、全瓜蒌、沉香曲。

养阴清肺膏

《中华人民共和国药典》（2020年版）方，由地黄、麦冬、玄参、川贝母、白芍、牡丹皮、薄荷、甘草组成，功能：养阴润燥，清肺利咽，主治阴虚肺燥，咽喉干痛，干咳少痰或痰中带血。方中重用生地黄甘寒入肾，滋阴壮水，清热凉血，散瘀消肿；白芍敛阴和营泄热；贝母清热润肺，化痰散结；少量薄荷辛凉散邪，清热利咽。
生甘草清热，解毒利咽调和诸药。

食管癌患者陈女士说，那年是老公抱着进诊室的

2014年11月21日，星期五。老中医施配合浙江省中医药学会开展中医药文化科普活动。义诊中接待了来自天台县的陈女士。

她是一位食管癌患者，7年前在上海接受手术治疗。第一次找我看病是2008年12月20日，是在天台县中医院举办的中医膏方节上。那时她做食管癌手术治疗半年，经过了化疗，身体极度虚弱，体重减轻到35kg，是由丈夫抱进诊室的。

她形体消瘦，精神倦怠，睡眠差，甚则彻夜难眠，心悸，心中烦热，盗汗出；胃纳差，胸闷，泛酸，口干，大便艰涩；苔薄嫩，脉细数。辨证属癌症术后，气阴耗伤，根本在虚，治当用补。我考虑到其病久体虚，宜清养补益。当即开了两个处方，一个是中药10剂；另一个是膏方，待吃完中药后服用。

中药处方用了北沙参、黄芪、茯苓、怀山药、薏苡仁、青皮、陈皮、白芍、灵芝、厚朴花、枳壳、炒枣仁、合欢花、玫瑰花、炒麦芽、炒谷芽。膏方以资生健脾膏为主方，用药：生晒参、炒白术、茯苓、陈皮、砂仁、淮山药、厚朴花、枳壳、北沙参、黄芪、薏苡仁、当归、枫斗、灵芝、藤梨根、香茶菜、白花蛇舌草、威灵仙、浙贝母、白及、炒山楂、炒麦芽、炒谷芽、核桃肉、龟甲胶、阿胶。

2009年12月20日，陈女士第二次开膏方。诉去年吃膏方后，睡眠、胃纳日见好转，面色也随之红润起来，人也胖了，也有力气了，续以补气益阴，养心安神。

此后的2011年12月5日、2012年12月5日、2013年11月7日，陈女士均开膏方，以前方出入。

陈女士说，每年都会吃膏方，这一次追到杭州来了。她说到杭州已有多日，等的就是我给她开1个膏方。她出示了10月17日上海复旦大学附属肿瘤

医院复查报告：食管癌术后，反流性食管炎。她说："现在确实不错了，体重50kg，吃饭好，力气好，这是吃了膏方的结果。"我告诉她，这也是你注意调养的结果，精神要舒畅，饭不能多吃，运动要适度。但她反复强调，没有膏方就不会有自己的今天。她说："这次一定要见到你，是专程来道谢的。"

防治小知识

资生健脾膏

出自明代名医缪仲醇，明代医家王肯堂曾在《证治准绳》中介绍，初识缪仲淳时，见袖中出弹丸咀嚼，问之。曰：此得之秘传，饥者服之即饱，饱者食之即饥。光绪某年三月二十三日，御医为老佛爷开出资生健脾膏，用药：党参、炒白术、砂仁、木香、茯苓、陈皮、炒柏子仁、炒三仙、山药、厚朴、炒枳实、炙甘草。

曹大姐说，感谢你让我做检查，早期发现胃癌

2024年2月17日，北京同仁堂。曹大姐是胃癌手术后第一次找我开中药。

曹大姐说的第一句话是，开刀的大夫说，一定要感谢让她做检查的医生。这胃镜做得及时，早期发现了胃癌。

我清楚地记得，那是2023年8月26日，白白胖胖的曹大姐，精神状态很好，气色上佳，我说70岁了还显得这么年轻，真不容易。她不无得意地说："我走出去没有人不说年轻的。"

她说找我看病是因为腹泻，新冠病毒感染后容易腹泻，水泻那种，每天四五次，连续1个星期，吃了益生菌好了，但吃瓜果就会腹泻。我问胃怎么样，她说胃一直蛮娇贵的，糯米食不能吃，吃了饱胀；土豆、地瓜不能吃，吃了泛酸。我追问家族史，得知她父亲60岁死于胃癌，母亲84岁死于胃癌。

我劝她，因为有家族史，有胃肠道症状，建议做胃肠镜。曹大姐听了我的话，于2023年9月20日去浙江大学医学院附属第一医院做了无痛胃镜。

报告出来后，她过去取，护士误认为她是患者家属，她强调自己就是患者本人。护士说："不会开玩笑吧，像你这样白白胖胖的，怎么会想到做胃镜。你真的要好好感谢让你检查的医生，早早就发现了。"

2023年9月22日胃镜病理提示：（胃角后弓）腺癌。病理诊断：（胃角后弓）中－低分化腺癌（以中分化为主）。

2023年9月27日全腹CT平扫+增强：胃角处胃壁异常伴溃疡形成，恶性肿瘤考虑，胃小弯侧、胃左动脉旁数枚稍大淋巴结显示。

2023年9月28日胃MR平扫+弥散+增强（3.0T）：胃角胃癌，扫描范围分期：T4M0。

综合评估后予SOX方案新辅助化疗，分别于2023年10月5日、10月26日、11月19日行3个周期的化疗。

2023年10月28日，第二次化疗2天后，曹大姐就迫不及待地找我开中药了，说要靠中药帮助，让化疗的伤害影响少一点。11月18日又一次诊治配中药。

2023年12月20日全麻下行"腔镜辅助胃癌根治术"。术后病理报告：新辅助治疗后，远端胃切除标本病理诊断：（胃角）浸润溃疡型中-低分化腺癌伴淋巴结转移性癌（Becker分级：Grade3；TRG评分：TRG2）。

2024年2月17日，曹大姐手术后恢复中，有了点力气，就来到我的诊室，讲述化疗、手术情况。她说："现在要认牢你，中药不会停了。"我用的是助胃膏加减。

> **防治小知识**
>
> **助胃膏**
> 《太平惠民和剂局方》方，由白豆蔻、肉豆蔻、丁香、人参、木香、茯苓、肉桂、白术、藿香、砂仁、炙甘草、陈皮、山药组成。
> 功能：补脾健胃，温中理气。

袁先生胃癌手术半个月就要求吃中药了

袁先生胃癌手术是在2018年3月24日，看中医是在2018年4月12日。从那以后，老中医施坐诊时，天台县中医院的诊疗序号一号或二号肯定是他的，坚持到本书定稿，一直如此。

袁先生当年67岁，胃痛多年，一次吃地瓜后吐出黑色碴块，胃镜检查发现胃癌，在浙江大学医学院附属第二医院手术治疗。诊见体瘦，面色萎黄，神疲气短，胃脘痞塞，嗳气，口干，大便干涩。苔浊腻，舌暗红，脉弦细数。治法：健脾益胃，养阴润燥。以香砂六君子汤为基础方。

2018年7月5日：昨天开始化疗，纳差，大便次数多。用药：太子参、北沙参、生白术、茯苓、半夏、砂仁、浙贝母、威灵仙、厚朴花、藤梨根、白花蛇舌草、炒鸡金、神曲、郁金、薏苡仁、炒枳实、桃仁、牛膝等。

2018年8月29日：本次化疗结束7天，纳差，神疲。前方加用仙鹤草、枸杞子。

2020年9月9日：中药调治以来，胃中舒，大便日一行，进凉食次数增多、便溏。苔根、舌中浊腻，舌暗红，脉沉细。用药：炒党参、炒黄芪、炒白术、姜半夏、砂仁、炒山药、白花蛇舌草、香茶菜、藤梨根、干姜、茯苓、炒陈皮、大枣、炒薏苡仁、煨木香、红曲、鹿角霜、炒白芍、炒茨实、炙甘草。自我保健：每天服用孢子粉1包（2g），大便干时加用铁皮枫斗颗粒。

2021年5月27日：胃中舒，但吃橘子1只就会腹中不适，大便溏。拟重用温化。用药：炒党参、炒黄芪、炒白术、姜半夏、砂仁、炒山药、香茶菜、白花蛇舌草、藤梨根、干姜、茯苓、猪苓、炒陈皮、炒薏苡仁、肉豆蔻、炒防风、桂枝、黄精、炒山楂、灵芝。

2022年8月18日：中药调治以来，症情稳定，近有感冒，恶风，咳嗽。苔薄，舌暗红，脉细。拟参以疏风，以参苏饮加味。

> **防治小知识**
>
> **香砂六君子汤**
> 《古今名医方论》方，由人参、白术、茯苓、甘草、陈皮、半夏、砂仁、木香、生姜组成，功能：健脾益气，化痰，和胃，主治气虚肿满，痰饮结聚，脾胃不和变生诸证者。

韩先生问胃癌术后能吃灵芝孢子粉吗

韩先生，55岁，山西运城人。2018年1月5日好大夫网上问诊。胃癌术后转移，肝门区、肠系膜根部及腹膜后多发肿大淋巴结，腹盆腔大量积液。住院2天，抽积液，准备腹部灌注化疗。他女儿通过好大夫网站购买了咨询服务。她的问题：一是可以中西医结合治疗这种胃癌复发吗？二是胃癌能吃灵芝孢子粉吗？

为此我作了详细解答。

关于第一个问题，癌症在治疗过程中，任何阶段都可以中西医结合，且是大有好处的。即便是胃癌，中西医两套方法并用，对于提高治疗效果、提高生活质量都是有帮助的。关键是需要权衡病情，对证采用。这需要目前诊治医院医师的开明态度。建议向主管医师咨询，并要求让中医参与，听听会诊后的意见。

关于第二个问题，首先要了解一下西医有没有禁食要求，患者女儿回答没有。接着考虑的是当下的胃口怎样，患者女儿回答一般饮食还可以。在这种情况下，完全可以吃灵芝孢子粉。灵芝补益五脏，安养心情，帮助睡眠，还有抗癌作用。现代研究证实，灵芝孢子粉既含有抗肿瘤的三萜类活性成分，更有提高人体免疫力的灵芝多糖类物质，对于抗癌，对于癌症者的治疗与保健，都是大有帮助的。

灵芝破壁孢子粉

2018年1月5日，韩先生女儿诉，胃全切后，大便不好，人瘦，腹部有积液。住院2天，抽积液，准备腹部灌注化疗。她问可以中西结合治疗这种胃癌复发吗？另外，胃癌能吃灵芝孢子粉吗？其父脾胃虚弱气血亏，目前人在西安，不知道怎么能够让我开方子？我回答：灵芝破壁孢子粉，袋装，有0.5g、1g、2g不同制型。用于一般保健，每日2次，1次0.5g；用于抗癌保健，每日2次，1次1g；用于癌症治疗，每日2次，1次2g；用于防治失眠，每日1次，于睡前半小时用1g。服用时用温开水送下。灵芝孢子粉的作用是补益心脾，补养气阴，降血脂，抗癌保健，适宜于调治心脾不足，失眠多梦，心悸健忘，腰腿酸软，神疲乏力，烦躁纳差；气阴两虚，自汗盗汗，神疲乏力，心悸气短，失眠，腰酸腿软；高血脂神疲乏力，头晕目眩，胸闷气短，食欲不良，腰酸腿软；肿瘤患者在化疗和放射治疗后出现的心悸气短，神疲乏力，失眠，腹胀，疼痛，恶心，食欲不良，咳嗽，腹泻，便秘等。

肝癌，余先生豁达面对

2019年2月17日。杭州胡庆余堂。67岁的余先生，在妻子陪同下找到老中医施，大喊：肝癌。

我问，你自己知道？他回答：知道！

他说，自己还有不少的病痛，10年前跌伤，多处骨折，留下了偏左侧头痛手足痛的毛病。去年5月前列腺癌，曾接受手术治疗，现多尿频，夜尿三四次。去年2月底体检发现肝癌，入住浙江大学医学院附属第一医院做介入治疗。出院诊断：肝占位性病变（肝癌多发），左下肢骨折术后，前列腺部分切除术后。于2018年12月14日行肝癌介入治疗。术后出现腹痛腹胀、恶心呕吐等不适症状，对症处理后好转。

2019年2月15日复查诊断结论：肝癌TACE术后改变，术区部分肿瘤活性存在，伴肝内多发转移，对照2018年12月13日老片，病灶有增多、增大。肝右、肝中静脉显示欠清，肿瘤侵犯考虑；肿瘤包裹下腔静脉；门腔间隙肿大淋巴结，脾稍大；肝周少许积液；两肺多发结节。

余先生精神萎靡，疲软乏力，面色萎黄，面容憔悴，眼目无神，巩膜黄染，多烦躁，大便日3次。苔黄腻、质干，舌暗红，脉弦滑数。他担忧大便多，会使体虚。我说，排便也是排邪祛毒的一个途径，不需要担心，关键是肿瘤没有得到控制，皮肤黄染，倒是值得重视。

他说西药没有吃，想用中药补一下。我说，补品不能乱用，可以吃铁皮枫斗精、灵芝破壁孢子粉。我为他开了中药，以龙胆泻肝汤合大柴胡汤为基础方，清肝泄热的中药：柴胡、黄芩、制大黄、炒枳实、姜半夏、丹参、半枝莲、炒白芍、灵芝、大枣等。余先生倒也豁达："听你的！"

说到豁达，我想到2天前接到来自武汉的电话。当时接起电话，只听对方哭诉：丈夫得了肝癌，问我能不能救救他。

她说，她自己的萎缩性胃炎2年前就是我治好的，所以有了电话号码；这次丈夫得病了，第一个想到的就是向我求救，认为我能治疗。

我劝她先听听医院的处理意见，能手术的先手术，或介入治疗，中药可以作为辅助手段。如果西医说不用治了，不妨坚持服用中药。她发过来检查报告：肝右叶、尾状叶肿块，考虑巨块型肝癌并门静右干、主干及下腔静脉内瘤栓及瘤内出血灶，肝硬化，腹腔积液。并告知将接受介入治疗，后续会吃中药的。

龙胆泻肝汤与大柴胡汤

龙胆泻肝汤，《医方集解》方。由龙胆草、栀子、黄芩、木通、泽泻、车前子、柴胡、甘草、当归、生地黄组成。功能：清泻肝胆实火，清利肝经湿热，主治肝经火热实证、湿热下注证，症见头痛目赤，胁痛，口苦，阴肿，阴痒，小便淋浊，或妇女带下黄臭，舌红苔黄，脉弦细有力者。

大柴胡汤，《伤寒论》方。由柴胡、黄芩、芍药、半夏、枳实、生姜、大枣、大黄组成，功能：和解少阳，内泻热结，主治少阳阳明合病，往来寒热，胸胁苦满，呕不止，郁郁微烦，心下痞硬，或心下满痛，大便不解，或协热下利，舌苔黄，脉弦数有力。肝、胆、胰、胃、肠肿瘤有此症者多用之。

连年结肠腺瘤手术的陈女士，吃了中药不再长了

老中医施对陈女士的印象特别深刻。她消瘦明显，160cm的身高，体重42kg，精神疲乏，懒于说话，走路没力气。她说自己是不会胖的。为什么？肠胃不好！

她是我的远亲的亲家。2013年9月13日，她找到我坐诊的浙江省中医药学会中医门诊部，说：要做外婆了，身体要调调好。

她，63岁。先天性左肾缺失，2001年曾接受胆囊结石手术切除。诉胃中胀满，持久疼痛，十天半月发作1次，大便不成形，有时一天五六次，腹胀痛，痛了就想解。消瘦，精神疲乏，懒于说话，走路没力气。3年前因腹痛便血去医院检查，发现结肠腺瘤癌性变，做肠镜手术摘除。她递上2011年9月2日的浙江省中医院东方医院电子肠镜报告：乙状结肠可见一圆形息肉，约0.8×0.8cm，予圈套加电凝切除；结肠息肉，病理切片（201111373）：乙状结肠管状绒毛状腺瘤伴低级别上皮内瘤变。

从那以后，每年均有一次肠镜手术摘除治疗。

2012年5月25日，省中医院东方医院电子肠镜报告：乙状结肠可见大小约1.0×0.7cm扁球形息肉，予圈套加电凝切除加氩气烧灼；结肠息肉，病理切片（201208763）：乙状结肠增生性息肉。

2013年7月12日，省中医院东方医院电子肠镜报告：乙状结肠黏膜血管呈树枝状，清晰可见；结肠炎，病理切片（201313486）：横结肠增生性息肉。

她说，父亲曾患结肠癌，使她思想压力很大。反复出现的增生性息肉，

让她心事重重，人变得十分瘦弱。

她是2012年8月开始吃中药的，坚持了半年左右。处方用药是两组交替着用，一组是参苓白术散与白头翁汤合方，另一组是芍药汤与痛泻要方合方。2013年7月12日的电子肠镜报告，已有明显改善。2015年6月10日报告慢性结肠炎，没再生腺瘤，让她十分高兴。她说，此前每年肠镜检查都会发现腺瘤，都会在肠镜下摘除，现在连续2年未生腺瘤了，是中药的功劳。因为自从服用中药后，没有再吃1粒西药。

当然，值得赞叹的是，她对饮食保健的重视。陈女士说，自己的体质偏寒，稍凉的食物、胀气的、生冷的，吃一丁点就会有反应。吃葛粉肯定会腹泻，吃薏苡仁腹痛，冬瓜也会痛；西瓜、哈密瓜吃了也会不舒服。吃巧克力会肚子痛；吃鸡蛋会比鸭蛋胃中舒服一些。她还有体会，葡萄可以吃，花生煮熟也可以吃，吃豆类及豆制品肯定胀气。

9月12日邵逸夫医院尿液分析，尿蛋白（+），尿白细胞（+++），生化：总胆固醇6.38mmol/L。胃纳好，腹中胀气，神疲，易发疮，睡觉好。苔薄腻，舌红，脉细。治法：清肠腑热毒，兼顾补益气阴。用药以芍药汤加味。

芍药汤

防治小知识

《素问病机气宜保命集》方，由芍药、当归、黄连、黄芩、槟榔、木香、炙甘草、大黄、肉桂组成。功能：清热燥湿，调气和血，主治湿热痢疾，腹痛，便脓血，赤白相兼，里急后重，肛门灼热，小便短赤，舌苔黄腻，脉弦数。方中黄芩、黄连性味苦寒，入大肠经，功擅清热燥湿解毒，为君药。重用芍药养血和营、缓急止痛，配以当归养血活血，木香、槟榔行气导滞，共为臣药。大黄苦寒沉降，其泻下通腑作用可通导湿热积滞从大便而去。少量肉桂，辛热温通之性，有反佐之用。炙甘草和中调药，与芍药相配，又能缓急止痛，亦为佐使。

汕头高先生，结肠癌术后中药调治8年

汕头市高先生有自己的公司，事业上做得风生水起，有一定影响力，不如意的是多种疾病缠身，使他痛苦不堪。

2015年8月22日，高先生来到杭州。他说是因为看到杂志上我发表的文章找过来的。

他，54岁，身高174cm，体重73kg。近年来，通常中午吃饭后胃胀，至晚上9点消除。南方医科大学南方医院2015年7月7日病理报告：反流性食管炎，慢性胃炎伴糜烂，胆汁反流，十二指肠球部变形。2015年7月14日全结肠检查病理报告：降结肠腺瘤局灶癌变，已完整切除；乙状结肠腺瘤性息肉，中度不典型增生。左少腹疼痛，大便日两三行、多黏液。苔黄浊腻，舌红，脉弦细数。高先生是冲着膏方来的，我说最好中药先调治一下，湿热先行清化。用药：炒黄连、吴茱萸、苍术、炒柴胡、炒枳壳、薏苡仁、藤梨根、白花蛇舌草、炒川楝子、威灵仙、徐长卿、地锦草、酒地龙、沉香曲、鸡内金、炒麦芽、野生灵芝。

2015年9月6日二诊，是通过微信交流的。高先生诉进服清胃理肠中药，最初3天腹胀仍然存在，服用第8包（1天2包）后，腹胀已大有好转，降结肠部位有时稍有隐痛后就不痛了；大便成型，黄金色，起床后大便不多，早饭后再一次大便，黏度大；右肩膀有时抽痛几秒后消失，另有头晕、耳鸣；睡眠质量好，饭量可以。舌苔黄腻而厚。每天坚持早上6时到野外运动。治疗继以清肠泄浊，祛湿和胃，前方出入。建议避免受凉，注意安全；精神放松，不要过度疲劳，不宜大汗淋漓；不要吃冷饮凉食，慎不消化食物，油腻、辛辣的少吃；多吃薏苡仁、菱、山药、扁豆、马齿苋。

2015年9月22日三诊。服药以来，晚餐后腹胀减轻，但时有痞满感，大便正常；耳鸣如蚯蚓蠕动声，左手小指和无名指麻；晨起时喉咙有痰，灰色。苔根腻，有黏痰，舌嫩红。拟前法中参以化痰泄浊。用药：炒黄连、吴茱萸、浙贝母、炒枳壳、胆南星、生地榆、白花蛇舌草、地锦草、藤梨根、炒川楝子、威灵仙、石菖蒲、炙升麻、蒲黄炭、鸡内金、炒麦芽、炒芡实、野生灵芝、枫斗。

2015年10月17日：高先生来杭开膏方。诸病缠绕，在于胃肠，胃为后天之本，胃肠有恙，精微输化不逮，有虚劳不足诸症，中药调治以来，诸症改善。膏方重在补益脾肺肾，健脾益胃助运化以补后天，化湿浊；益肺资肃降之力，肃清痰涎，通腑理肠；补肾养阴以滋本源，以加减健脾阳和膏合龟鹿二仙膏出入。用药：生晒参、炒白术、茯苓、炒陈皮、厚朴花、豆蔻、木香、炙枇杷叶、浙贝母、炒枳壳、薏苡仁、香茶菜、藤梨根、生地榆、地锦草、炒川楝子、鸡内金、炒麦芽、灵芝孢子粉、乌药黄精颗粒、鲜铁皮石斛、枸杞子、龟甲胶、鳖甲胶、黄酒、冰糖。上药熬制成膏约2000g，罐装，密封后置冰箱冷藏，分40天服用。每日2次，于早晚餐后30分钟服用，每次取约25g，开水冲化服用。

2015年12月12日：来杭面诊。诉服用膏方感觉舒服，要求再开一料。续予膏方，前方出入。

2016年3月28日：来杭面诊，要求膏方。诉服用膏方后，症状改善明显，其间虽有感冒但好得快，晨起口苦，上腹时胀痛，大便先干后溏，拟重用健脾益肠。

2016年10月8日：续以膏方调补。

2017年9月25日：中药14剂，保健茶一料，用药：生晒参、炒白术、陈皮、厚朴花、西红花、枫斗、香茶菜、生山楂、炒麦芽、野生灵芝、生甘草。每天一料，煮水代茶，用作保健。

2018年3月17日：杭州面诊。胃肠诸慢性病多年，易生息肉，虚劳不足，经汤剂及膏方调治，面色暗黑转明亮，耳鸣稍轻，站起时头晕，后脑痛、迟睡即痛发，喉间痰黏，晨起口苦，时有腹胀（吃米饭即胀），大便有时不成形，头昏，耳鸣，吃饭时右侧耳骨酸痛。苔黄腻，根厚前半薄，舌红质干，脉弦细。拟健脾益肠，养阴滋肾。间质性肺炎，双肺局限性肺气肿，双侧胸膜稍增厚，主动脉硬化，乙状结肠增生性小息肉。膏方以清热理脾除湿膏为基础方，加用生晒参、北沙参、鲜铁皮石斛、水蛭、赤芍、马齿苋、藤梨根、生地榆、槐花、地锦草、乌药黄精颗粒、龟甲胶、鳖甲胶等。

清热理脾除湿膏

系御医为光绪开的补益膏方。《慈禧光绪医方选议》载：光绪八年九月十三日，杨安贵谨拟皇上清热理脾除湿膏。茯苓15g，陈皮12g，白术12g，薏米（炒）15g，山药（炒）9g，石斛15g，麦冬12g，焦神曲6g，炒麦芽6g，焦山楂6g，扁豆（炒）15g，茵陈12g，菊花9g，甘草（生）6g。并以水煎透，去渣，加炼蜜成膏，每服6g，白水冲服。本方旨在淡渗健脾，清热除湿。

结肠癌术后吃中药10年，洪先生说现在一切都好

洪先生，45岁。2011年6月12日初诊。1个月前（5月11日）在浙江大学医学院附属第一医院接受横结肠肿瘤手术治疗。病理诊断：右半结肠横结肠隆起型中–低分化腺癌伴淋巴结转移性癌。在化疗中，用药有乐沙定、替加氟、亚叶酸钙针、威麦宁胶囊、华蟾素胶囊、地衣芽孢杆菌活菌胶囊，3个星期为1个疗程，共8个疗程。面色萎黄，上腹部饱胀，大便日1次，先干后溏，盗汗出，睡眠差，多梦。苔白浊厚腻，舌暗红，脉濡细数。治法：健脾祛湿，益气养阴。用药：太子参、炒白术、山药、薏苡仁、扁豆、姜半夏、炒枳壳、糯稻根、枫斗、碧桃干、桑叶、远志、九节菖蒲、浮小麦、厚朴花、白豆蔻。

肿瘤病人一般会要求1次开2周的中药，避免经常进医院。洪先生让我印象最深是，每次开1周的中药，他说吃1周后与我联系，看看是否需要调整处方。

2011年7月10日二诊：服药后感觉不错，睡眠好转，汗出减少。苔白浊厚腻，舌暗红，脉濡细数。治法：祛湿泄浊，益气养心。用药：太子参、苍术、白术、薏苡仁、炒扁豆、姜半夏、炒枳壳、枫斗、蚕沙、败酱草、藤梨根、九节菖蒲、远志、豆蔻。

2011年8月17日：大便正常，多汗出，睡眠不稳定，时有多梦，两膝酸软。苔前半薄、根黄腻，舌暗，脉沉细。谷丙转氨酶79U/L。治法：祛湿化浊，养阴护肝。用药：前方加茵陈、炒黄柏、灵芝。

2011年11月19日：因进食不当，呃逆频仍，喉间多痰。苔白厚浊腻，舌暗红，脉濡细数。治法：祛湿化浊，和胃降逆。用药：前方加豆蔻、厚朴。

2013年5月24日：近口腔溃疡多发，面色暗，咽红。苔腻根厚，舌暗，脉右弦细。治法：祛湿化浊，养阴润燥，益气升阳。用药：黄芪、山药、生白术、茯苓、炒陈皮、姜半夏、薏苡仁、藤梨根、败酱草、地锦草、白花蛇舌草、黄芩、枫斗、桃仁、灵芝、麦冬、炙升麻。

2014年12月25日：胃镜检查病理报告：慢性萎缩性胃炎伴度肠化，胃脘痞塞，胃纳差，口苦。苔腻根厚，舌暗，脉右弦细。治法：祛湿化浊，养阴益胃。用药：炒柴胡、炒枳壳、薏苡仁、炒白芍、山药、生白

术、茯苓、炒陈皮、姜半夏、藤梨根、瓜蒌仁、地锦草、白花蛇舌草、白及、枫斗、浙贝母。

2016年12月8日：荨麻疹多发，胃中痞满。苔浊腻根厚，舌暗，脉弦细。治法：健脾祛湿，养阴益胃。用药：生白术、炒枳壳、薏苡仁、茯苓、炒陈皮、姜半夏、藤梨根、瓜蒌皮、威灵仙、白花蛇舌草、白及、浙贝母、沉香曲、煅瓦楞子、焦山栀、北沙参、徐长卿。

2017年9月28日：大便日两行，时有泛酸。苔浊腻根厚，舌暗，脉濡细。治法：祛湿化浊，通腑理肠。用药：苍术、炒枳实、炒薏苡仁、茯苓、炒陈皮、姜半夏、藤梨根、白花蛇舌草、浙贝母、红曲、马齿苋、干姜、厚朴、煨木香、砂仁。

2021年6月24日：病情稳定，大便日两行，稍有烦心事即睡眠不实，入睡难，面色暗黄。苔浊腻根厚，舌暗红，脉弦滑。治法：清化湿热，以连朴饮加味。

防治小知识

连朴饮

《霍乱论》方，由制厚朴、川连、石菖蒲、制半夏、淡豆豉（炒）、焦山栀、芦根组成。功能：清热化湿，理气和中，主治湿热霍乱，上吐下泻，胸脘痞闷，心烦躁扰，小便短赤，舌苔黄腻，脉滑数。方中黄连清热燥湿，厚朴行气化湿，共为君药。石菖蒲芳香化湿而悦脾，半夏燥湿降逆而和胃，增强君药化湿和胃止呕之力，是为臣药。山栀、豆豉清宣胸脘之郁热；芦根性甘寒质轻，清热和胃，除烦止呕，生津行水，皆为佐药。

冯先生肾癌手术后，2008年开始吃中药，现在安好

绍兴冯先生，体检中发现左肾肿瘤，接受切除手术，此后长期低热，恶风寒，易疲劳，腰膝酸软。于2008年11月9日（星期天），来到杭州胡庆余堂，找老中医施诊治。

他面色发暗，神疲乏力，诉不耐劳，稍累即腰酸，烦热又恶风，口干，盗汗。苔薄根部腻，舌暗红，脉沉细无力。生化检查：尿酸490μmol/L，肌

酐135μmol/L。治法：补肾益精，益气养阴，以六味地黄汤加味，用药：生地黄、熟地黄、山茱萸、山药、茯苓、牡丹皮、泽泻、白芍、薏苡仁、白花蛇舌草、猫爪草、功劳叶、鲜铁皮、葎草、冬葵子、皂角刺。14剂。此后，每隔1周，他都会来杭州调整处方，坚持了3年。从2011年底开始，改为一服药吃2天，1个月来杭州诊治1次。

冯先生注重养生，长年吃铁皮石斛。首诊时，问起养生，我说肾精损伤，阴分不足，可以吃点养阴补品。他在随后的服药中，坚持吃新鲜铁皮石斛。他还了解山果养生知识，自己动手采摘金樱子、覆盆子，老中医施还经常吃到他送来的果蔬。

六味地黄汤

《小儿药证直诀》方，由熟地黄、山茱萸、牡丹皮、山药、茯苓、泽泻组成，功能：滋阴补肾，用于肾阴亏损，头晕耳鸣，腰膝酸软，骨蒸潮热，盗汗遗精。《景岳全书》说它治疗肝肾阴虚，肝肾不足，真阴亏损，精血枯竭，舌燥喉痛，虚火牙痛、牙漏、牙宣等。

梅先生膀胱肿瘤术后尿痛用中药

梅先生，71岁，2022年4月14日初诊。平素体弱，听力下降，耳中似有物堵塞，头晕，胃胀。1个月前膀胱肿瘤手术治疗，诉尿痛，尿急，尿不净，少腹胀痛。苔白腻，舌暗红，质胖，脉弦数。治法：清利湿热，滋肾活瘀。处方以四妙丸、滋肾丸合方加味，用药：苍术、炒黄柏、牛膝、薏苡仁、茯苓、炒柴胡、枳壳、生黄芪、肉桂、砂仁、猪苓、泽泻、制香附、乌药、生晒参、山药、积雪草、小蓟、白茅根等。

2022年5月10日：膀胱肿瘤手术治疗后近2月，贫血貌，头晕，神疲，耳鸣，听力下降，尿痛，尿急，尿不净，少腹胀痛，胃胀，时呕恶。苔白腻，舌淡胖，边多齿痕。前方加用琥珀、瞿麦、萹蓄、白花蛇舌草。

2022年6月23日：前方瞿麦、萹蓄改用皂角刺、海金砂、生鸡金、三七粉。

2022年10月20日：膀胱恶性肿瘤术后7个月，取输尿管支架，泌尿道感染，前列腺增生，贫血貌，尿痛，尿急，尿不净，口苦。苔白腻，舌淡胖，质暗，边多齿痕。治法：益气养阴，清利湿热。用药：生晒参、生地黄、山药、石斛、黄芪、苍术、炒黄柏、牛膝、猪苓、泽泻、乌药、炒川楝子、制香附、酒地龙、砂仁、生鸡金、白花蛇舌草、白茅根。

2023年1月5日：新冠病毒感染后8天，胸闷，咳嗽，口苦。苔白腻，舌淡胖，质暗红，边多齿痕。用药：前方加三叶青、垂盆草、薏苡仁。

四妙丸与滋肾丸

防治小知识

四妙丸，《中华人民共和国药典》（2020年版）方。由苍术、牛膝、盐炒黄柏、薏苡仁组成，功能：清热利湿，主治湿热下注病证。其方以黄柏为君药，取其寒以胜热，苦以燥湿，且善除下焦之湿热。苍术苦温，健脾燥湿除痹，为臣药。牛膝活血通经络，补肝肾，强筋骨，且引药直达下焦，为佐药。诸药合用，共奏清热利湿之功。滋肾丸，又叫通关丸，李东垣方。治热在下焦，小便癃闭，而口不渴者。用药：酒黄柏、酒知母、肉桂。李东垣说，小便者，足太阳膀胱所主，生于肺金。肺中伏热，水不能生，是绝小便之源也；渴而小便不通者，肺气不得降是也。故用清燥金之正化气薄淡渗之药，泻火而清肺，滋水之化源也。若热在下焦而不渴，是绝其流而溺不泄也，须用气味俱厚，阴中之阴药治之。

叶先生前列腺癌术后夜尿两三小时一行，苦不堪言

叶先生是一家上市企业的老总，72岁。2021年5月29日找老中医施诊治。

诉2019年12月，尿不通畅，只当作一般的前列腺增生，未引起重视。2020年4月在浙江省人民医院检查，于"五一"期间接受手术治疗。术后半年，一连放疗31次。手术后2个月，在浙江省中医院、浙江省肿瘤医院开中药。近4个月打针（抑制激素）治疗后，出现尿频，2小时1次，腹胀，尿不净，夜尿两三小时一行。

2021年5月19日浙江医院检验报告如下。血常规白细胞3.6×10^9/L，

红细胞 3.67×10^9/L，血红蛋白 115g/L，血小板 219×10^9/L。睾酮 0.24ng/mL，总 PSA、游离 PSA 正常。生化检验白蛋白 60.2g/L，球蛋白 34g/L，白球比例正常，余生化指标均正常。肿瘤标志物：神经元特异性烯醇化酶 17.12ng/mL，甲状腺球蛋白 0.35ng/mL，余正常。NK 细胞、T 细胞 CD 分子：总 T 细胞 45.70%，辅助/诱导 T 细胞 $CD3^+CD4^+$ 23.80%，NK 自然杀伤细胞 44.49%。红细胞沉降率 16.6mm/h。甲功检查：游离甲状腺素 FT_4 17.78pmol/L，总甲状腺素 TT_4 174.10nmol/L，甲状腺球蛋白抗体 ATG 30.9IU/mL，甲状腺球蛋白 TG 0.15ng/mL。糖化血红蛋白/白蛋白 21.6%。抗核抗体 1：40（+），抗着丝点抗体（++），免疫球蛋白 A0.79g/L。尿常规尿沉渣白细胞 21 个/μL，尿上皮细胞计数 1.5 个/μL，余尿潜血、蛋白均正常。尿常规+有形成分定量：尿白细胞 35 个/μL，尿非鳞状上皮细胞 5 个/μL。心动过缓。左侧小腿段大隐静脉曲张。

2021 年 5 月 20 日浙江省肿瘤医院。主诉：前列腺癌术后放疗后。病史：2020 年 5 月 6 日前列腺根治术，术后病理：①左内前列腺腺泡性腺癌；Gleasom 评分：3+5=8 分。癌组织累犯左尖、左体、右尖、右体部，脉管累犯（-），神经累犯（-），未见前列腺外扩散，前列腺切缘阴性。②双侧精囊腺和输精管均阴性。免疫组化：NKX3.1（+），MLH1（+），CK（34βE12）（-），MSH2（+），MSH6（+），PMS2（+），ERG（-），P63（-），AR95%（+），CK5/6（-），P504S（-），PSA（+）。2021 年 2 月 3 日放疗。既往史：高血压病史，窦性心动过缓。查体：舌淡红，苔薄，脉细。疼痛筛查：疼痛：无。使用止痛药：无。西医诊断：前列腺恶性肿瘤。中医诊断：内科瘤病。用药：太子参、炒白术、炒白芍、炒薏苡仁、茯苓、佛手、梅花、陈皮、神曲、枸杞子、炒谷芽、炒山楂、制黄精、炒麦芽、蒲公英、温山药、仙鹤草、淮小麦、芡实、绞股蓝。

2021 年 6 月 4 日老中医施脉案：诉尿 2 小时 1 次，以致不便外出，夜尿四五次，妨及睡眠；胃纳差，食后腹胀，泛酸，醒后口干口苦，大便黏溏。苔白腻，舌暗红，脉细缓。治法：补肾摄精，温阳缩尿。用药：红芪、山药、菟丝子、益智仁、五味子、乌药、炙龟甲、荔枝核、炒川楝子、砂仁、肉桂、炒黄柏、炒鸡内金、沉香、焦六神曲、炒麦芽、炒山楂。

2021 年 6 月 11 日：进药后小溲 3 小时 1 次，夜尿三四次，口不苦，腹胀减轻，咽红，泛酸，大便不黏。苔白腻厚浊，舌暗红，舌尖多红点，脉弦实。用药：以滋补下元膏合缩泉丸化裁。

滋补下元膏与缩泉丸

滋补下元膏系《祝味菊先生丸散膏丹方选》方，由熟地黄、生白术、怀山药、党参、茯神、生龙齿、生黄芪、巴戟天、酸枣仁、菟丝子、金樱子、沙蒺藜、枸杞子、莲须、莲心、炙远志、阿胶、蜂蜜组成。功能：补肾益精，滋补元阴，温补元阳，用于治疗精神不振，疲倦乏力，眩晕健忘，目糊耳鸣，心悸失眠，腰膝酸软，遗精早泄。缩泉丸为《朱氏集验方》，由山药、益智仁、乌药组成，功能：补肾缩尿，用于肾虚所致的小便频数，夜间遗尿。

范大姐乳腺癌，吃了中药手指上的竖纹也消除了

台州范女士，2018年3月接受乳腺癌手术治疗，放、化疗后于当年8月29日开始服用中药。她说要坚持5年，真的调治了整整5年。中药让她最大的感受是身体状况得到明显改善，原来指甲处都是竖纹，没有血色，现在竖纹不见了，指甲红润，没有虚弱表现，连新冠病毒感染也只是轻微的表现。

2018年8月29日：今年3月乳腺癌术后，经放、化疗，两肺轻度肺气肿，右肺中叶慢炎症。体瘦，面色暗滞，神疲气短，睡眠差，烦热汗出，苔白腻，舌暗淡，脉细。治法：养阴清热，凉肝行瘀。参丹溪治乳硬法，用药：炒陈皮、炒青皮、瓜蒌皮、瓜蒌仁、皂角刺、当归、金银花、生石膏、茯苓、薏苡仁、姜半夏、地骨皮、猫人参、山海螺、海蛤壳、红芪、炒白术。

2019年1月17日：进药以来，诸症明显改善，面色好转，睡眠向好，汗出消除。治法：重在补益气阴，养血疏肝。用药：红芪、白术、白芍、陈皮、炒陈皮、炒青皮、瓜蒌皮、瓜蒌仁、茯苓、薏苡仁、姜半夏、当归、皂角刺、猫人参、山海螺、浙贝母、制香附。

2020年5月18日：面色、精神、力气完全恢复，一如无病之人，偶然发现指甲上的竖纹已经消除，原来右手食指有一条黑线，也完全消失了，指甲黑改善。继以养血疏肝。

2022年12月8日：进服健脾化湿、养血疏肝以来，诸症减轻，竖纹消除，指甲红润，无胸闷气短，睡眠好，不感冒，拟补益气血，滋养肝肾。

用药：炒党参、黄芪、炒陈皮、炒青皮、茯苓、薏苡仁、猪苓、牛膝、瓜蒌皮、炒丹参、当归、生白芍、浙贝母、猫人参、北沙参、石斛。

丹溪治乳硬法

见《格致余论》。论中云，乳房阳明所经，乳头厥阴所属。乳子之母，不知调养，怒忿所逆，郁闷所遏，厚味所酿，以致厥阴之气不行，故窍不得通而汁不得出；阳明之血沸腾，故热甚而化脓。亦有所乳之子，膈有滞痰，口气热，含乳而睡，热气所吹，遂生结核。于初起时，便须忍痛，揉令稍软，吮令汁透，自可消散。失此不治，必成痈疖。治法：疏厥阴之滞以青皮，清阳明之热细研石膏，行污浊之血以生甘草之节，消肿导毒以瓜蒌子，或加没药、青橘叶、皂角刺、金银花、当归，或汤或散，或加减随意消息，然须以少酒佐之。

王女士子宫切除术后，长年吃冬虫夏草

王女士给我的深刻印象是，江苏人，在浙江慈溪办企业。子宫癌手术治疗后，持续诊治7年，长年服用冬虫夏草。

首诊是2005年11月6日。王女士在先生陪同下找到老中医施。她44岁，半年前接受子宫癌手术治疗，体偏胖，面色暗滞，腰酸神倦，睡眠不实，两眼发花。苔根厚腻，舌质暗，脉细涩。要求服用膏方。治法：益气养精，资益肝肾。用药：以滋阴清化膏为主方，加用铁皮石斛、野生灵芝、西红花、九制何首乌、鹿角胶、龟版胶等。

2006年2月26日二诊。诉年前用膏方补肾益精，服后精神状况良好，面色转为红润，有散在黄褐斑，手足凉，记忆力下降。苔根厚腻，舌质暗，脉弦细。处方用药在补肾益精、温养脾胃的同时，兼祛痰瘀。散剂，用药：炙龟甲、远志、冬虫夏草、九制何首乌粉、西红花、砂仁粉。做法：将上药研为极细粉末，装胶囊中，每日3次，每次8丸，食前用温开水送下。

2008年3月9日：面部散在黄褐斑，额部暗，偶有早搏，气短，喉间不适，时有上火，苔薄舌红，脉弦右关大。拟滋养肺肾，补益气阴，活血行

瘀。散剂用药：冬虫夏草、铁皮枫斗、西红花、九制何首乌、炒枣仁、紫河车、三七、川贝、水蛭、砂仁。

2012年3月11日：中药调治以来，早搏现象、气短症状消失，不感冒，精神好，睡眠佳，颈后肩背不适，苔薄腻根厚，舌暗，脉沉细。要求进补，治法：补肺肾，益精血。散剂用药：冬虫夏草、铁皮枫斗、西红花、九制何首乌、三七、川贝、白花蛇舌草、野生天麻、西洋参、砂仁。

防治小知识

滋阴清化膏

《万病回春》方，由生地黄、熟地黄、天冬、麦冬、茯苓、山药、枸杞子、白芍、黄柏、知母、玄参、薏苡仁、五味子、生甘草组成。功能：滋阴化源，祛痰清火，用于阴虚火动病症。

陈大姐说，6年前医生说我宫颈癌活不过3个月了

天台县陈大姐，69岁。2016年12月7日，曾因头痛，找老中医施看过一次病。2017年8月2日，她说，前些日子得了宫颈癌，在杭州手术治疗，还做了放、化疗，医生判断活不过3个月了。辨证阴虚内热，治法：养阴泄浊，解毒活瘀。先是2周1次，后来1个月1次，坚持了5年。

2017年12月7日：宫颈恶性肿瘤放、化疗后，带下，大便日三四行，苔薄腻，舌暗红，脉弦细。治法：养阴活瘀。用药：养阴汤加猪苓、薏苡仁、白花蛇舌草、生地榆、怀牛膝、金银花炭、椿根皮等。

2018年11月22日：高血压，头晕，目糊，腰痛，带下，苔薄腻，舌暗红，脉细数。治法：养阴滋肾，养血活瘀。用药：生地黄、生白芍、太子参、山药、猪苓、薏苡仁、炒黄芩、白花蛇舌草、椿根皮、夏枯草、炒神曲、炒白术、牛膝、地锦草、炒槐花、厚朴、生地榆。

2020年7月16日：时有带下，面色萎黄，头晕，目糊，腰痛，膝冷，腿抽筋，多汗出。苔薄腻，舌暗红，脉细数。治法：益气养血，补益脾肾。用药：熟地黄、炒白芍、炒党参、炒黄芪、炒山药、炒白术、淫羊藿、蜈蚣、蜂房、白花蛇舌草、椿根皮、红曲、当归、淮小麦、牛膝、大枣。

2021年3月4日：面色明显改善，精神状况可，胃纳可，睡眠可，头

晕目糊，腰膝酸软。苔薄腻，舌暗红，脉细。治法：益气养血，健脾补肾。用药：熟地黄、生地黄、生白芍、炒黄芪、炒山药、炒白术、炒黄柏、菊花、巴戟天、炒丹参、椿根皮、白花蛇舌草、当归、炒川芎、鸡血藤、鹿角霜、大枣。

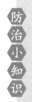

防治小知识

补阴汤

《石室秘录》方，由熟地黄、玄参、生地黄、麦冬、白芍、牡丹皮、沙参、地骨皮、天冬、陈皮、桑叶组成。功能：滋阴降火，润燥补血，主治瘦人火有余，水不足者。方中玄参去浮游之火，而又能调停五脏之阳，各品之药，阴多于阳，则阴气胜于阳气，自然阴胜阳消。

周先生淋巴瘤手术治疗后，坚持服用中药6年

天台县周先生。2017年初因鼻塞、鼻出血丝、发热、消瘦15kg、乏力，上海华山医院、肿瘤医院诊断淋巴瘤。3月16日放疗3次结束后出院，选择中医治疗，中药吃了6年。他说："是中药让我恢复正常，我会坚持吃下去的。"

2017年6月7日初诊。周先生面色暗滞，肌肤多油腻，唇口发白，低热，盗汗，纳差，呕吐。苔白滑腻，舌淡，脉细数。治法：益气阴，健脾胃，滋肺肾。处方以沙参麦冬汤加味。

2020年10月7日：淋巴瘤，肺结节，肾结石，慢性前列腺炎，易疲劳，口干，鼻干，少腹痛，苔薄腻，舌暗，脉弦细数。治法：益气阴，健脾气，滋肺肾。用药：北沙参、麦冬、扁豆衣、生白芍、山药、白芷、薏苡仁、浙贝母、猫人参、炒陈皮、炒白术、山海螺、白花蛇舌草、徐长卿、灵芝等。

2021年5月27日：面色暗滞，睡眠可，近有鼻出血，牙龈肿痛，苔薄腻，舌暗，脉弦细数。治法：益气阴，健脾气，滋肺肾。用药：北沙参、麦冬、炒山药、桔梗、炙甘草、炒黄芩、薏苡仁、浙贝母、猫人参、炒青皮、生白术、山海螺、徐长卿、重楼、炒知母、灵芝、仙鹤草、牛膝。

2022年7月21日：面色明显好转，睡眠可，易疲劳，苔薄腻，舌暗，脉弦细数。治法：益气阴，健脾气，滋肺肾。用药：生晒参、麦冬、山药、红芪、五味子、牛膝、浙贝母、猫人参、炒黄芩、猫爪草、生鸡金、益智

仁、藤梨根、肉桂、石斛、枸杞子、石菖蒲、炙龟甲。

2023年1月5日：鼻淋巴瘤，放疗后配合中药，重在益气阴，健脾气，滋肺肾，诸症明显改善。半月前新冠病毒感染，发热3天，鼻塞气短，咳嗽咽干，现疲劳感明显，口干鼻干，微咳，干咳，偶有血丝，睡眠差，不易入睡，大便干涩，苔薄腻，舌暗红，脉弦细数。气阴两虚，湿热余邪稽留，治宜兼顾。用药：生晒参、北沙参、麦冬、生白芍、红芪、五味子、桔梗、炒金银花、藕节、猫人参、炒黄芩、猫爪草、益智仁、藤梨根、炒丹参、灵芝、薏苡仁。

孙先生白血病，重在益气阴清热毒

孙先生，男，75岁，40天前因发热在县人民医院诊治，诊为急性髓细胞白血病。3天后入住省城医院治疗，经治1个月，病情稳定后出院。3天前又见低热，要求中药治疗。

2005年7月3日：低热，精神疲软，手足部出现出血斑块，口腔溃疡，口不渴，盗汗，大便干，无胸闷咳嗽，进食无味。苔白腻，舌淡，脉濡细。气阴不足，营热内盛，拟益气阴，清热毒。用药：知柏地黄汤加生晒参、黄芪、白花蛇舌草、功劳叶、赤芍、炙鳖甲、浙贝母、玄参、紫草、人中黄。另用枫斗、西红花、青黛、砂仁，研成极细粉末，装胶囊中，每日3次，每次6丸，食后用温开水送下。

2005年10月17日：汤药服用3天，因呕吐停药，胶囊断断续续服用，已经吃完，现低热37.3度，咳嗽，胃纳尚可，要求再做胶囊服用。用药：山参、枫斗、西红花、青黛、川贝、三七、砂仁。

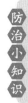

防治小知识

知柏地黄汤

《医宗金鉴》方，由熟地黄、山药、牡丹皮、茯苓、山茱萸、泽泻、黄柏、知母组成，功能养阴清热，主治阴虚火盛，面色潮红，两额发赤，夜间发热，盗汗失眠，耳鸣腰痛，头晕眼花，大便秘结等。

灵芝孢子粉帮助郑先生癌症康复

《都市快报》曾以"他靠什么战胜肿瘤"为题，讲述郑先生的抗癌心得：坚持锻炼身体，保持良好心态，配合医生治疗，吃灵芝去壁孢子粉，健康而自信地生活。

郑荣根，65岁，2010年5月，发现自己特别容易疲劳，脸色也逐渐变黑，后来觉得体力大不如前，"熬夜熬不了，起床就没力气。"医院检查发现，肝癌二期，肿瘤已在肝部占位3.8cm。

在上海手术治疗后，做放、化疗，完成了所有治疗过程。2013年8月，全身复查，发现"在左肝的位置，又有肿瘤长出来了，1cm多！"又赶赴上海做了一次消融手术。

"肝癌复发后，虽然手术消融掉了病灶，但我觉得身体好像垮了！"那时候，郑荣根晚上睡不好，经常感冒，咨询医生们的意见，都很一致地建议中西医结合，要重视免疫系统的保护、重建和提高。郑荣根同时向周边的朋友打听，很多人反馈，去壁灵芝孢子粉在抗疲劳、提高免疫力、安神促睡眠等方面，效果比较明显。

"肝癌复发后，我体虚，一开始每天吃3包灵芝孢子粉，过了大半年，我每天2包，早晚各1包。"正确的治疗，良好的心态，再加上身体锻炼，郑荣根的气色慢慢红润起来，身体也一天天好起来。

他和记者介绍了一天的行程表：每天6点起床；6点半到7点是早餐时间，1个馒头1碗稀饭足矣，外加1包灵芝孢子粉；然后就出门爬山，中午11点回家吃午饭，午饭简单，红薯、芋头、土豆是餐桌常客，荤素搭配；接着午睡1.5小时后，又骑着山地车开始骑行，从家到黄宅，20多公里的路，一路骑来，中途仅作短暂停留；晚上5点到家后，开始吃晚饭。

"晚饭简单，但饭后事情多，这几件事情肯定要做：喝灵芝去壁孢子粉，泡脚到微微出汗。"郑荣根说。